DE LA

CHOLÉCYSTENTÉROSTOMIE

ABOUCHEMENT DE LA VÉSICULE BILIAIRE DANS L'INTESTIN

PAR

Le Dr Henry DELAGÉNIÈRE

Ancien interne des Hôpitaux de Paris
Ancien prosecteur de l'École de médecine d'Angers

PARIS

G. STEINHEIL, ÉDITEUR

2, RUE CASIMIR-DELAVIGNE, 2

1890

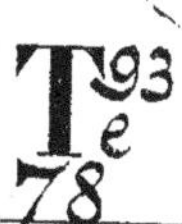

DE LA

CHOLÉCYSTENTÉROSTOMIE

ABOUCHEMENT DE LA VÉSICULE BILIAIRE DANS L'INTESTIN

PAR

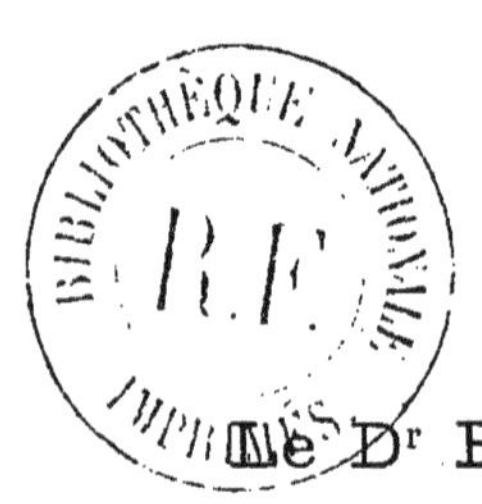

Le Dr Henry DELAGÉNIÈRE

Ancien interne des Hôpitaux de Paris
Ancien prosecteur de l'École de médecine d'Angers

PARIS

G. STEINHEIL, ÉDITEUR

2, RUE CASIMIR-DELAVIGNE, 2

1890

DE LA

CHOLÉCYSTENTÉROSTOMIE

ABOUCHEMENT DE LA VÉSICULE BILIAIRE DANS L'INTESTIN

IMPRIMERIE LEMALE ET Cie, HAVRE

DE LA

CHOLÉCYSTENTÉROSTOMIE

ABOUCHEMENT DE LA VÉSICULE BILIAIRE DANS L'INTESTIN

I. — Introduction.

La chirurgie du foie et des voies biliaires constitue une des conquêtes les plus importantes de l'École chirurgicale moderne. D'abord limitée à des ponctions, des incisions d'abcès, des ouvertures de la vésicule biliaire ou de kystes hydatiques, elle s'étendit peu à peu, à mesure que les succès se multiplièrent. L'antisepsie joua son rôle comme dans les autres branches de la chirurgie en ajoutant à l'audace de l'intervention la sécurité dans le résultat. C'est ainsi que fut imaginée une opération toute nouvelle et que nous croyons appelée à un grand avenir, nous voulons parler de la cholécystentérostomie ou abouchement de la vésicule biliaire dans l'intestin. Cette opération exécutée empiriquement pour la première fois par Winiwarter fut ensuite étudiée et préparée scientifiquement par les physiologistes et les expérimentateurs. Aujourd'hui elle constitue une des opérations des mieux réglées de la chirurgie abdominale. En effet, elle en résume tous les principes, elle en réunit toutes les règles.

Considérée à un autre point de vue, la cholécystentérostomie est une opération qui a pour but de rétablir le cours interrompu de la bile dans l'intestin, c'est donc une opération d'urgence en ce sens qu'elle s'impose pour obtenir la guérison du malade absolument comme la kélotomie s'impose dans les cas de hernie étranglée. D'autre part c'est une opération complète qui peut guérir radicalement le malade ; en cela bien supérieure à la cholécystotomie qui dans ces cas déterminés n'a qu'un rôle absolument palliatif.

Enfin cette opération est peut-être une des plus rationnelles que l'on puisse pratiquer ; l'anatomie, la physiologie, la pathologie lui donnent leur sanction et nous verrons plus tard, par l'étude des observations, que les résultats obtenus ont été des plus brillants.

En un mot, la question paraît aujourd'hui définitivement jugée et le but de ce travail est surtout de réunir les principaux documents sur la question et d'établir les règles et les indications de l'opération. J'ai eu la bonne fortune d'assister mon cher maître M. F. Terrier dans une de ces opérations. Il a bien voulu diriger mes recherches et m'aider de ses conseils, apportant ainsi à la conception de ce travail le concours de sa grande expérience. Je suis donc heureux de pouvoir lui adresser publiquement mes sincères remerciements et l'assurer de ma profonde affection.

Avant de commencer la rédaction de ce travail, ce sera pour moi un véritable plaisir en même temps que l'acquittement d'un devoir, que de venir rendre hommage à la science de mes maîtres dans les hôpitaux d'Angers et de Paris.

Mes premiers maîtres de l'école d'Angers, MM. les professeurs Farge, Dézanneau, Feillé, Bahuaud, Guignard, Guichard, Legludic, Lieutaud, Gripat, le regretté professeur Meleux ont acquis un droit définitif à mon sincère attachement.

Je n'oublierai jamais ce que je dois à M. Horteloup, dont j'ai eu l'honneur d'être l'interne pendant une année trop courte passée dans son service à la maison Dubois.

M. Lucas-Championnière m'a initié à la chirurgie moderne, et à la méthode listérienne en me mettant à même d'en observer les merveilleux résultats dans son service à l'hôpital Saint-Louis.

J'ai trouvé en M. Ch. Monod plus qu'un maître. Il n'a cessé de me témoigner la plus grande bienveillance en me dirigeant lui-même dans mes premières interventions et me mettant ainsi aux prises avec les difficultés de la pratique de la chirurgie.

Enfin il me sera tout particulièrement agréable de témoigner ma profonde gratitude à mes maîtres d'externat MM. Siredey, Legroux, ainsi qu'à mes autres maîtres MM. les docteurs Quénu, Guéniot, Félizet, Tapret, de Beurmann, Michaux, Hennequin, qui n'ont cessé de me prodiguer leurs conseils avec la plus grande sollicitude.

Que M. le professeur Trélat veuille bien recevoir l'assurance de ma sincère reconnaissance pour l'insigne honneur qu'il me fait en acceptant la présidence de cette thèse.

II. — Considérations anatomiques.

La vésicule biliaire est située dans une dépression que l'on trouve à la face inférieure du foie au niveau de son bord tranchant. Elle est maintenue dans cette situation par des adhérences celluleuses qui se portent de sa face supérieure à la capsule de Glisson, par des veinules assez nombreuses, enfin par le péritoine qui la recouvre dans une partie de son étendue. La vésicule biliaire est donc un organe de la cavité abdominale et pour l'aborder dans les parties où elle est libre, il faut ouvrir le péritoine.

Voyons d'abord comment la séreuse péritonéale se comporte vis-à-vis de la vésicule.

Le feuillet viscéral du péritoine après avoir recouvert la face inférieure du lobe carré du foie se porte sur le col de la vésicule biliaire et sur sa face inférieure.

Il les tapisse pour continuer son trajet sur la face inférieure du lobe droit. Si on le suit de la face inférieure de la vésicule vers le fond, on voit qu'il recouvre complètement le fond, et se réfléchit sur le foie au niveau de la fossette cystique. De cette façon la face inférieure et le fond de la vésicule sont recouverts de péritoine. En outre, le fond est saillant et se présente sous la forme d'une tumeur d'autant plus arrondie et mobile que la vésicule est plus dilatée.

Le péritoine applique donc le corps de la vésicule contre la glande hépatique et concourt ainsi à sa fixation. Il passe généralement sous elle comme un voile tendu. Quelquefois il tapisse ses bords qui, par suite, deviennent de véritables faces latérales. Il forme alors deux culs-de-sac latéraux en se réfléchissant sur le foie. Enfin, dans certains cas, peu fréquents, on voit le péritoine former au réservoir de la bile un véritable mésocyste qui ajoute à la mobilité de l'organe.

Il résulte de la disposition du péritoine par rapport à la vésicule, que cette dernière est toujours recouverte d'un feuillet
séreux à sa face inférieure et au niveau de son fond. Ce sera
donc toujours près de son fond et sur sa face inférieure qu'elle
contractera des adhérences pathologiques avec les organes
voisins. C'est aussi dans ces mêmes endroits qu'on devra en
provoquer avec l'intestin pour créer les fistules que nous étudions. On sait du reste avec quelle rapidité ces adhérences
s'établissent. Harley cite un cas de Bryant où une plaie intestinale faite pour extraire un calcul volumineux fut trouvée parfaitement réunie 8 heures après l'opération (1).

Quelle que soit la manière dont le péritoine se comporte, le
fond de la vésicule reste saillant et libre dans la cavité abdominale. C'est à ses dépens surtout que l'organe se développe
dans les cas pathologiques.

Par le fait de cette distension, les rapports normaux des
anses intestinales, du côlon et du duodénum, sont exagérés et
ces organes s'y accolent dans une étendue variable.

On se rendra facilement compte de ce phénomène en injectant
de l'eau dans une vésicule au moyen d'une aiguille d'aspirateur
introduite à l'union du fond et de la face supérieure de l'organe.
On peut ainsi plus que doubler le volume de la vésicule, ce qui
est très suffisant pour se rendre bien compte de l'effet de la dilatation.

Nous venons de voir comment le péritoine recouvre la vésicule biliaire; étudions maintenant ses rapports proprement
dits avec les organes voisins. Pour cela nous lui distinguerons
deux faces et un fond.

Face supérieure. — La vésicule biliaire affecte par sa face
supérieure des rapports avec la fossette cystique contre laquelle
elle est maintenue accolée par du tissu cellulaire et par des
veinules assez nombreuses. Ces veinules sont rangées de
chaque côté de ses bords et se portent directement dans le
foie.

Ici, les rapports sont fixes, définitifs, de telle sorte qu'on

____

(1) HARLEY. *Diseases of the liver*, p. 670.

pourrait considérer cette face supérieure de la vésicule comme la surface d'implantation de l'organe autour de laquelle elle peut se développer. La dilatation s'opérera donc aux dépens de sa face inférieure et de son fond.

Néanmoins, l'union de la face supérieure de la vésicule au tissu hépatique n'est pas tellement intime qu'on ne puisse séparer ces deux organes. La dissection s'en effectue assez facilement lorsqu'on pratique la cholécystectomie.

Face inférieure. — Cette face pourrait être désignée sous le nom de face postérieure, car elle regarde directement en arrière. Plus ou moins convexe suivant son degré de distension, elle est libre et en rapport avec des organes peu fixes. D'autre part, la situation de la vésicule est elle-même subordonnée à celle du bord tranchant du foie dont elle suit les déplacements, qu'il s'agisse d'un changement de volume de l'organe, ou au contraire, d'un simple déplacement. On conçoit dès lors que les rapports de cette face soient extrêmement variables. C'est ainsi qu'on peut la trouver accolée à l'extrémité pylorique de l'estomac, à la première portion du duodénum, à la portion initiale du côlon transverse, au côlon ascendant ou même, ce qui est plus rare, au rein droit et aux circonvolutions de l'intestin grêle. Parmi ces rapports ceux que l'on peut considérer comme normaux sont ceux de la vésicule avec le duodénum et le côlon.

Fond. — Libre comme la face postéro-inférieure avec laquelle il se continue, le fond de la vésicule est logé dans une encoche que l'on trouve sur le bord antérieur du foie. Il regarde en avant et un peu en bas. Sa situation varie dans l'état de station verticale et de décubitus avec celle du bord antérieur du foie. Quand le sujet est étendu horizontalement, il disparaît derrière la partie moyenne des fausses côtes, tandis qu'il les déborde dans la station verticale. Dans ce cas, le fond de la vésicule vient au contact de la paroi abdominale, au niveau du bord externe du muscle droit. Si la vésicule est distendue par du liquide, ou remplie de calculs, on pourra souvent la sentir à la palpation, pourvu que la paroi ne soit pas trop épaisse. En arrière, le fond répond ordinairement au côlon transverse et quelquefois aux circonvolutions de l'iléon.

En resumé, la vésicule biliaire n'est libre que par son fond et sa face inférieure qui sont tapissés de péritoine. C'est dans ces parois qu'elle affectera des adhérences avec les organes voisins.

Ces adhérences pathologiques peuvent être lâches ou au contraire très serrées. Dans le premier cas, les organes conservent leurs rapports normaux; dans le second l'intestin est attiré contre la vésicule. S'il s'agit du gros intestin, on voit l'angle du côlon ascendant et du côlon transverse accolé à la face postérieure de la vésicule; si, au contraire, c'est le duodénum qui est déplacé, on le trouve accolé au canal cystique et à la face postérieure de la vésicule (1).

Les adhérences une fois établies il se formera des fistules qui mettront en communication la vésicule avec les organes voisins, c'est-à-dire le plus souvent avec le duodénum, le côlon, l'iléon. Ces fistules intestino-cystiques sont relativement fréquentes, surtout celles du duodénum. Massé en rapporte 41 cas, tandis qu'il n'a pu réunir que 16 cas de fistule cystico-coliques (2).

Nous assistons ainsi à l'exécution naturelle de l'opération de la cholécystentérostomie et nous pouvons dès maintenant tirer les conclusions générales suivantes :

1° La vésicule biliaire est en rapport par son fond et sa face inférieure avec le duodénum, le côlon et quelquefois l'intestin grêle.

2° Il est possible de la faire adhérer à ces organes, car elle est recouverte par le péritoine; en outre, on rencontre souvent des adhérences pathologiques.

3° On peut établir chirurgicalement une communication entre ces organes au niveau des adhérences, ainsi que cela se produit naturellement dans les cas de fistules intestino-cystiques.

(1) DURAND-FARDEL. *Traité pratique des maladies des vieillards*, 2ᵉ éd. 1873, p. 750.
(2) MASSÉ, cité in th. de DENUCÉ, p. 36.

III. — Considérations physiologiques.

Rôle et usages de la bile. — Les physiologistes sont loin d'être
d'accord sur ce sujet et notre prétention n'est pas d'exposer ici
leurs théories ; mais simplement de démontrer que la bile ne
peut pas être supprimée impunément à l'intestin. Sans doute, un
animal peut vivre presqu'indéfiniment avec une fistule biliaire,
mais sa nutrition en souffre. Pour qu'il ne perde pas en poids,
sa nourriture doit être augmentée en quantité. Un chien por-
teur d'une fistule biliaire externe, devra absorber une portion
de viande double pour ne pas maigrir (1) ; et même dans ces
conditions, il perdra sa santé, deviendra paresseux, son poil
tombera, bref il présentera une altération profonde de la nutrition ; preuve de l'influence réelle de la bile sur l'ensemble des
actes digestifs (2).

Il en est de même chez l'homme : la bile n'est pas indispensable à la vie, mais elle l'est à la santé. Lawson Tait, cependant,
émet une opinion contraire : Dans une de ses cholécystotomies
le calcul resta enclavé dans le cholédoque. Il en résulta une fistule biliaire intarissable par laquelle s'écoulait la bile en totalité, et malgré cela, le malade conserva sa santé (3). D'après
Rohmann, l'intestin pourrait fonctionner normalement malgré
l'absence de bile, mais le moindre trouble physiologique, la
moindre lésion intestinale prendraient une gravité insolite (4).

Malgré ces deux opinions, on admet que la perte de la bile
présente de graves inconvénients. Il suffirait pour le prouver
de citer toutes les observations de cholécystotomies suivies de
fistules biliaires. Chez ces malades, d'après Harley, on rencontre
de la constipation, de la flatulence, de la décomposition putride

(1) BLONDLOT. *De l'inutilité de la bile dans la digestion,* 1851.
(2) H. BEAUNIS. *Nouveaux éléments de physiologie,* I, p. 723.
(3) LAWSON TAIT. *Br. med. jour.* I, 1884, 3 mai.
(4) ROHMANN, cité par M. DENUCÊ, th. agrég., 1886, p. 132.

des fèces, aussi propose-t-il de leur faire ingérer de la bile de cochon en capsules. En effet, les chiens qui lèchent leur fistule dépérissent moins vite que les autres (Nussbaum).

La bile joue donc un rôle utile dans l'économie. Quel est ce rôle ? Pour les uns, elle agirait dans la digestion des graisses ; pour les autres, son action serait presque mécanique, elle aménerait la chute de l'épithélium ayant servi à la digestion. Elle balayerait donc pour ainsi dire l'intestin après chaque digestion.

Les recherches de M. Bouchard sur la toxicité de la bile et sur son action antiseptique nous paraissent avoir la plus grande importance au point de vue qui nous occupe.

La bile est toxique, neuf fois plus que l'urine. Il suffit de 4 à 6 centimètres cubes de bile pour tuer 1 kilogramme d'être vivant, de telle sorte qu'un homme fabrique en huit heures de quoi se tuer lui-même par sa seule sécrétion hépatique. Ce pouvoir toxique, la bile le doit à la bilirubine et à certains sels. Or, ces substances se modifient en présence des liquides contenus dans l'intestin et perdent leurs qualités nuisibles. Il est, en effet, démontré que dans l'intestin une partie de la bile cesse d'être absorbable. Les matières colorantes, les sels biliaires sont métamorphosés, précipités ou rendus insolubles (1).

Cette modification de la bile aux dépens du contenu intestinal doit nécessairement entraîner une modification quelconque de ce contenu lui-même. Son rôle dans la digestion est ainsi expliqué. Elle joue aussi un rôle par ses propriétés antiseptiques en intervenant pour une part dans la protection des matières digérées (2). Enfin, bien qu'elle soit capable de fermenter elle-même et de se putréfier, elle peut s'opposer pour une faible part, il est vrai, aux fermentations de l'intestin grêle. Elle perd cette propriété dans le gros intestin.

Cours de la bile. Fonctions de la vésicule biliaire. — La bile est sécrétée incessamment et chemine peu à peu à travers les conduits biliaires jusqu'à l'intestin. Cette excrétion de la bile se fait sous une assez faible pression : 2 à 20 millimètres de mercure chez le chat (3), cette pression existe dans tout l'en-

(1) BOUCHARD. *Leçons sur les auto-intoxications*, 1887, p. 90-93, 240.
(2) BOUCHARD. *Thérapeutique des maladies infectieuses*, 1889, p. 270.
(3) BEAUNIS. *Eléments de physiologie*, p. 718.

semble des conduits biliaires en vertu du principe des vases communicants, de telle sorte qu'on peut évaluer à 20 millimètres de mercure la pression maximum dans la vésicule biliaire du chat à l'état normal. Or, cette pression même très faible suffit pour triompher de celle plus faible encore de l'intestin, il en résulte l'écoulement constant et goutte à goutte de la bile au niveau de l'ampoule de Vater.

Pour comprendre le mécanisme de l'excrétion biliaire, examinons d'abord le rôle de la vésicule.

La vésicule biliaire est un organe contractile, situé sur le parcours de la bile et destiné à expulser son contenu au moment de la digestion. Sa contraction résulte d'une action réflexe dont le point de départ est la muqueuse de l'intestin au niveau de l'ampoule de **Vater**. Elle se remplit de bile dans l'intervalle des digestions, par une sorte de regorgement résultant d'une part de la continuité de la sécrétion de la bile et d'autre part du resserrement du canal cholédoque à son embouchure dans l'intestin.

L'arrivée de la bile dans l'intestin se continue cependant quand l'animal est à jeun. On peut facilement s'en rendre compte en ouvrant le duodénum d'un animal, on voit la bile sourdre goutte à goutte au niveau de l'ampoule de Vater. Si alors on met du vinaigre sur l'orifice de ce conduit, le réflexe a lieu, la vésicule entre en contraction et la bile coule en plus grande abondance.

Ces faits conduisent à admettre que la vésicule biliaire a une action intermittente et qu'elle joue non seulement le rôle de réservoir de la bile dans l'intervalle des digestions, mais encore celui de *régulateur de l'excrétion biliaire*. A ce dernier point de vue elle semble destinée à empêcher la pression d'augmenter outre mesure dans les canaux biliaires, ce qui entraverait la sécrétion de la bile et ne tarderait pas à amener des troubles dans la fonction du foie.

Supposons maintenant que le cours de la bile soit interrompu par une ligature placée sur le canal cholédoque. La bile continuera à être sécrétée, mais n'arrivera plus dans l'intestin. La pression des voies biliaires augmentera, ce qui aura pour résultat d'amener la dilatation des parties les moins résistantes, c'est-à-dire de la vésicule. Elle augmentera constamment de volume, par accumulation de bile dans sa cavité, jusqu'à ce que sa pression interne soit suffisante pour entraver la sécrétion même de la bile, et par conséquent pour apporter des troubles dans les fonctions du foie.

Empêchons, au contraire, l'arrivée de la bile dans la vésicule, en plaçant une ligature sur le canal cystique. Dans ces conditions les troubles seront moins considérables, la bile continuera à arriver dans l'intestin, mais d'une façon continue. Le rôle de la vésicule seul est supprimé. Mais dans l'intervalle des repas, nous avons vu que la bile refluait en partie vers la vésicule parce que le canal cholédoque avait un débit insuffisant. Si le canal cystique est obstrué, la bile ne pourra plus venir s'accumuler dans son réservoir, aussi la pression intracanaliculaire augmentera-t-elle jusqu'à ce qu'elle soit suffisante pour triompher de l'obstacle du cholédoque. Dans ces conditions, la circulation de la bile dans le foie est modifiée, et par suite la sécrétion biliaire peut être entravée dans des proportions variables.

Ces notions physiologiques nous permettront de tirer au point de vue de la médecine opératoire des voies biliaires, les conclusions suivantes :

L'abouchement de la vésicule biliaire dans l'intestin grêle supprime la vésicule en tant que réservoir de la bile, et, la transforme en un deuxième canal cholédoque, destiné à porter dans l'intestin toute la bile sécrétée par le foie. Si le cholédoque est encore perméable dans une certaine mesure, le nouveau canal jouera le rôle de *trop plein*. Si l'obstruction du cholédoque est complète au contraire, le nouveau canal se substituera complètement à l'ancien. Dans ces deux conditions, l'excrétion sera toujours réglée, c'est-à-dire que la pression de la bile ne pourra pas augmenter dans les voies biliaires.

Nous insistons tout particulièrement sur cet avantage qui ne se trouve réalisé dans aucune des autres opérations pratiquées sur les voies biliaires. La cholécystotomie dans les cas d'imperméabilité du canal cholédoque supprime l'arrivée de la bile dans l'intestin ; la cholécystectomie aura pour conséquence une augmentation de pression dans les canaux biliaires.

IV. — Anatomie et physiologie pathologiques.

Nous avons vu dans les chapitres précédents les raisons anatomiques et physiologiques qui font de la cholécystentérostomie
une opération praticable et rationnelle. Il nous reste maintenant à rechercher dans la pathologie des voies biliaires s'il
existe des cas auxquels cette opération pourra être appliquée,
et déduire à priori les résultats que l'on devra observer.

Les tumeurs proprement dites de la vésicule biliaire ne nous
arrêteront pas. Les tumeurs bénignes, si tant est qu'il en
existe, en dehors de certains cas bien avérés de tubercu-
lose (1), fournissent la même indication que les tumeurs malignes. C'est l'extirpation qui leur convient. Par tumeurs
malignes bien entendu, il ne s'agit que des tumeurs malignes
primitives. Les tumeurs malignes secondaires au contraire,
rentreront quelquefois dans le cadre que nous nous traçons.
Nous aurons l'accasion d'y revenir un peu plus loin.

Une affection domine toute l'histoire pathologique des voies
biliaires, c'est la lithiase biliaire. Il nous paraît indispensable
d'en faire une étude d'ensemble avant d'étudier séparément en
détails les conséquences de l'obstruction des canaux cystique
et cholédoque.

A. — LITHIASE BILIAIRE ET CALCULS BILIAIRES

Formation des calculs biliaires. — Je n'ai pas l'intention
d'examiner ici les diverses théories qui ont été émises sur la
formation des calculs. Un seul fait doit préoccuper le chirurgien, c'est de savoir quel est le lieu de leur production. Mal-

---

(1) LANCEREAUX. *Anat. path.*, t. I, p. 70, cité in th. de DENUCÉ, p. 12.

heureusement on ne peut répondre scientifiquement à cette question et la clinique fournit des faits contradictoires en apparence, du moins.

Généralement on admet que partout où la bile peut séjourner, on voit se former des calculs biliaires qui s'accroissent ensuite par les dépôts successifs de sels biliaires, soit sur place, soit dans un autre point des voies biliaires où ils ont été transportés par le courant de la bile. On peut donc en rencontrer dans toute l'étendue des voies biliaires depuis les canaux intra-hépatiques, jusqu'à la terminaison du cholédoque dans l'intestin.

La vésicule biliaire est le lieu propice par excellence pour leur formation et surtout pour leur accroissement. La bile y séjourne dans l'intervalle des repas. Le canal cystique et le col de la vésicule présentent, par leur faible calibre et les replis de leur muqueuse, des obstacles sérieux à l'écoulement de la bile lorsque la vésicule se contracte. Il est probable, en outre, que le contenu de la vésicule n'est pas expulsé en entier, et, que les dépôts qui s'y forment ont une tendance à y demeurer indéfiniment.

C'est donc dans la vésicule biliaire, qu'on rencontrera le plus souvent des calculs. On en trouvera aussi assez fréquemment engagés dans le canal cystique, ou dans le cholédoque. Enfin, on en a trouvé dans le tissu hépatique lui-même (1). Ils s'étaient formés dans les réseaux biliaires intra-hépatiques et s'étaient développés sur place dans des proportions telles qu'ils paraissaient enkystés dans le tissu même du foie.

Est-ce une raison pour admettre avec Lawson Tait que les calculs se forment uniquement aux dépens des éléments de la bile dans l'épaisseur de la substance hépatique? D'après cet auteur, ils seraient entraînés sous forme de petits amas de cristaux de cholestérine, quelques-uns dans la vésicule, mais la plupart dans le duodénum. Ces derniers sont inoffensifs ; les autres, au contraire s'accroissent et deviennent des calculs biliaires (2).

<hr>

(1) Voir THORNTON. *Brit. med. Journ.*, 1886, II, p. 901.

LANDERER, cité par COURVOISIER. *Corresp. Bl. f. Schweizer Aerzte*, n° 3, p. 65, 1888.

LAWSON TAIT. *Edinburgh med. Journ.*, 1889, p. 312.

(2) LAWSON TAIT. *Loc. cit.*, p. 311.

D.   2

Conséquences du séjour des calculs dans la vésicule. Habituellement les calculs ne déterminent aucun trouble et restent indéfiniment dans la vésicule biliaire baignés par la bile ; c'est du moins l'opinion admise par les médecins de Vichy.

Mais souvent, ils déterminent par leur présence des lésions de la vésicule. Leur expulsion nécessite une contraction souvent répétée de la vésicule ce qui produit une hypertrophie fonctionnelle des fibres musculaires (Willemin) (1). D'autres fois, la muqueuse deviendra le siège d'inflammation qui se traduira, tantôt par la formation de néomembranes, tantôt par le développement d'un catarrhe purulent, tantôt enfin par une ulcération de la muqueuse, suivie ou non de la perforation de la vésicule.

Quand l'inflammation est moins vive, les tuniques musculeuse et muqueuse de la vésicule s'altèrent, la paroi entière devient rétractile et s'applique peu à peu sur les calculs contenus dans la vésicule pour constituer la *tumeur calculeuse*. Dans ce cas très rare, la bile ne peut plus pénétrer dans la vésicule, les calculs cessent de s'accroître et le malade peut être considéré comme guéri. Dans le cas contraire, les calculs peuvent devenir le point de départ d'accidents nombreux, leur volume augmente chaque jour, les lésions de la vésicule s'accentuent et sa perfo-ration devient imminente.

Nous n'avons pas à insister ici sur les conséquences souvent terribles de cette perforation pour l'étude desquelles nous renvoyons le lecteur aux traités classiques.

Cette exposé rapide de la lithiase biliaire nous amène à tirer les conclusions suivantes au sujet de la cholécystentérostomie.

Cette opération en établissant une large communication entre la vésicule biliaire et l'intestin, transformera pour ainsi dire, la vésicule biliaire en un large canal qui déversera constamment la bile dans l'intestin au fur et à mesure que ce liquide arrivera dans le réservoir biliaire. Par suite, on n'aura plus à redouter de stase biliaire dans la vésicule, et les conditions requises pour la formation de calculs n'existeront plus. Cette proposition est encore vraie si on admet l'opinion de Lawson Tait, à savoir

(1) WILLEMIN. Cité in Th. DENUCÉ, p. 31.

que les calculs ne se forment jamais dans la vésicule, mais s'y accroissent (1). En effet ils y arrivent peu volumineux puisqu'ils doivent nécessairement passer par le col de la vésicule, et dans ces conditions ils continueront leur migration à travers la vésicule transformée en canal et arriveront dans l'intestin direcment par l'intermédiaire de la fistule.

La cholécystentérostomie ne sera donc pas seulement une opération capable de remédier aux accidents du moment, mais elle changera les conditions préexistantes ; en s'opposant à la stase biliaire *elle s'opposera à la formation de nouveaux calculs et pourra ainsi guérir définitivement le malade.*

B. — OCCLUSION DU CANAL CYSTIQUE

L'occlusion du canal cystique est passagère (calcul enclavé momentanément, catarrhe consécutif à une cholécystite) ou définitive. Ce dernier cas doit seul préoccuper le chirurgien, les occlusions passagères ne déterminant pas des accidents capables de nécessiter une intervention.

Lorsque l'occlusion est définitive, elle peut être complète, c'est-à-dire que toute la lumière du canal est effacée, ou incomplète lorsque la bile peut encore arriver en petite quantité dans la vésicule et en être expulsée. Cette distinction ne saurait subsister longtemps car dans presque tous les cas où l'occlusion est d'abord incomplète, cette occlusion a une tendance à se compléter, quelle que soit du reste la cause. Nous n'aurons donc en vue dans cette étude que les cas d'occlusion complète et définitive du canal cystique.

Les *causes* de cette occlusion sont nombreuses. Les calculs jouent le principal rôle. Ils peuvent s'engager dans le conduit et le boucher complètement, s'ils sont de forme arrondie. S'ils sont anguleux, leurs aspérités les fixent aux parois du conduit, la muqueuse à leur voisinage se gonfle et l'occlusion incomplète en premier lieu devient bientôt complète. D'autres fois, le calcul traverse seulement le canal cystique en déchirant la muqueuse, celle-ci devient le siège d'une angiocholite adhésive qui pourra se comporter de deux façons différentes. Ou bien les parois opposées du canal se réuniront directement, ou bien, l'inflammation de la muqueuse en se communiquant aux couches musculaires, les transformera en tissu cicatriciel rétractile dont l'effet sera d'amener progressivement et inévitablement l'occlusion du canal.

Comme autres causes, on peut signaler les hydatides, les lombrics qui pourraient s'engager dans le canal? Enfin les tumeurs développées aux dépens de ses éléments et celles du voisinage qui alors agiraient par compression, ce qui serait beaucoup plus rare que pour le canal cholédoque.

Conséquence de l'occlusion du canal cystique. — Dans quelques cas rares la vésicule s'atrophie. Habituellement ses parois s'enflamment, sécrètent un liquide visqueux qui s'accumule peu à peu dans la vésicule et la distend. Il en résulte une tumeur de volume variable ordinairement grosse comme un œuf ou une orange. Les parois de la vésicule deviennent très minces, la muqueuse s'altère, les glandes disparaissent, la tunique musculaire s'atrophie. Parfois, il se forme des dépôts calcaires qui encroûtent les parois. Souvent, on rencontre des calculs nageant dans ce liquide. Quelquefois enfin, le contenu de la vésicule est purulent (empyème).

L'empyème de la vésicule paraît être la conséquence ultime de l'occlusion du canal cystique, lorsqu'il existe ; les parois de la vésicule s'altèrent rapidement, et une perforation est à craindre absolument comme dans les cas de calculs biliaires contenus dans la vésicule. L'intervention est encore ici nettement indiquée. Nous verrons plus loin, aux chapitres des indications, à quelle opération devra recourir le chirurgien.

C. — OCCLUSION DU CANAL CHOLÉDOQUE

C'est le point qui nous intéresse de plus près. En effet, tous les chirurgiens reconnaissent l'insuffisance ou l'inanité de toutes les opérations pratiquées contre ces cas pathologiques, et tous reconnaissent à priori l'utilité de pratiquer dans ces circonstances la cholécystentérostomie. Nous allons donc étudier avec quelques détails les causes de cette occlusion du canal cholédoque. Nous étudierons successivement celles qui siègent dans la cavité du canal, celles qui sont dans ses parois, enfin celles qui sont hors du canal.

1° *Dans la cavité.* — On y rencontre des corps étrangers, par ordre de fréquence des calculs biliaires, beaucoup plus rarement des parasites (échinocoques, distomes, lombrics), des corps étrangers venus de l'intestin, Harley signale encore de la bile concentrée (1).

2° *Dans l'épaisseur des parois.* — Les parois sont le siège d'inflammation par suite du passage des calculs ou par lésion de voisinage, elles se transforment en tissu cicatriciel qui tend à obstruer définitivement le canal, quelquefois même l'obstruction peut se faire brusquement par union directe des parois ulcérées. On connaît un cas de cancer primitif (2).

3° *En dehors des parois.* — On doit étudier séparément les tumeurs qui agissent par compression et les brides cicatricielles qui effacent le conduit du canal en en amenant la flexion.

Harley cite l'utérus gravide, le côlon rempli de matières fécales, les tumeurs des ovaires et de l'intestin comme pouvant comprimer le cholédoque, nous n'y insisterons pas. Denucé rapporte un cas d'occlusion du canal par un polype qui en fermait l'ouverture et des cas de compression par des anévrysmes de l'aorte abdominale, l'artère hépatique, le tronc cœliaque, etc. Tous ces faits sont rares et peuvent être considérés comme des exceptions. Il est plus fréquent de voir le cholédoque comprimé par des tumeurs développées dans les organes qui l'entourent. Le duodénum, le foie, les ganglions soushépatiques, l'estomac, la vésicule biliaire, l'intestin et surtout le pancréas. Les tumeurs que l'on rencontre habituellement dans le pancréas sont des squirrhes (cas de Kappeler, de Monastyrki), mais M. Terrier connaît un cas de sclérose du pancréas dû à M. le professeur Hayem (3) et M. Déjerine en a présenté un autre cas à la Société anatomique (4). Enfin Harley cite encore

(1) HARLEY. *Diseases of the liver*, p. 801.

(2) Voir th. DENUCÉ, p. 61.

(3) F. TERRIER. Cholécystentérostomie. *Revue de chirurgie,* décembre 1889, p. 98.

(4) DÉJERINE. *Bull. Société anat.*, I, p. 165.

comme cause d'occlusion du cholédoque les abcès de la tête du pancréas.

Les cas d'occlusion du cholédoque par traction due à des brides seraient encore relativement fréquents. La rétraction de la cicatrice ombilicale aurait été observée deux fois (Monastyrki) et Harley cite l'occlusion du cholédoque par cicatrisation d'ulcères du duodénum.

La cause principale comme on le voit est la lithiase biliaire qui domine pour ainsi dire toute la pathogénie des rétrécissements et des occlusions du canal cholédoque. Il serait fort difficile d'établir la fréquence relative de ces causes entre elles. Un relevé de 17 cas par Monastyrki donnera une idée insuffisante, mais sans doute exacte : Cinq fois la cause est restée inconnue, sur les 12 cas restants, l'obstruction fut causée 7 fois par des calculs biliaires ; 2 fois par rétraction de la cicatrice ombilicale, une fois par flexion du cholédoque par pseudo-membrane, enfin 2 fois par un cancer du pancréas (1).

En somme sur 17 cas, 10 fois la lésion était curable par la cholécystentérostomie, deux fois le résultat n'aurait été que palliatif, enfin dans 5 cas la cause n'étant pas connue on ne peut donner d'appréciation.

Dans la majorité des cas l'occlusion du cholédoque reconnaît donc une autre cause que le cancer, et par suite l'intervention n'en devient que plus légitime.

Conséquences de l'occlusion du canal cholédoque. — La bile est arrêtée dans son cours ; elle s'accumule en amont de l'obstacle et distend tous les vaisseaux biliaires et surtout la vésicule. Le foie augmente de volume, il est gorgé de bile. Les parois des vaisseaux biliaires sont distendues par la bile et finissent par s'altérer ; elles sont atteintes d'angiocholite qui peut elle-même aboutir à la cirrhose. En un mot, l'excrétion de la bile est supprimée tandis que sa sécrétion se continue, ce qui a pour résultat d'amener de l'ictère avec ses conséquences : prurit, selles décolorées, urines foncées et la formation d'une tumeur biliaire.

(1) MONASTYRKI. *Loco cit.*

Cette tumeur est formée par la vésicule distendue par la bile. Ses dimensions sont parfois considérables. On l'a vue descendre dans la fosse iliaque, contenir plusieurs litres de bile. Elle se forme lentement, les parois s'amincissent, la couche musculaire s'atrophie, la muqueuse est irrégulière et criblée de petites dépressions qui ne sont autre chose que des culs-de-sac glandulaires.

Ces lésions de la vésicule, comme on le voit, ne sont pas irrémédiables et on conçoit que la vésicule en revenant sur elle-même puisse reprendre les mêmes propriétés qu'auparavant.

La jaunisse est un signe constant de l'occlusion du canal cholédoque, d'autre part, nous avons vu que dans la plupart des cas, l'occlusion du cholédoque reconnaissait une autre cause que le cancer, ce qui revient à dire que dans un grand nombre de cas de jaunisse on ne doit pas rencontrer de cancer.

Si j'insiste sur ce point, c'est pour m'élever contre une opinion émise par Lawson Tait et qui s'est répandue dans le monde chirurgical. Pour cet auteur, dans ces affections des voies biliaires, jaunisse est presque synonyme de cancer. Il établit ce jugement sur ce fait que sur 28 cas de cholécystotomie pour calculs, il n'a pas rencontré d'ictère, tandis que dans 8 cas où il y avait ictère, il avait affaire à des cancéreux. Il tire alors les conclusions cliniques suivantes : « Une jaunisse « intense et persistante non seulement n'est pas un signe de « calculs biliaires, mais c'est un symptôme de nature à vous « faire hésiter au sujet de l'intervention même dans ces cas où « nous sommes presque certains qu'il y a des calculs dans la « vésicule » (1).

Cette opinion de Tait qui est souvent vraie, si l'on tient compte de l'ensemble des affections hépatiques, est donc absolument fausse pour les cas d'occlusion du canal cholédoque. Chaque fois qu'en même temps qu'une tumeur au niveau de la vésicule, on rencontrera de la jaunisse on devra intervenir, dans la plupart de ces cas la cholécystentérostomie, en rétablissant dans l'intestin le cours de la bile, guérira le malade.

(1) LAWSON TAIT. *Brit. med. Journ.*, 1886, II, p. 905.

V. — Historique et état actuel de la question.

Avant la découverte des anesthésiques et la vulgarisation de la méthode antiseptique, un chirurgien sensé n'aurait pu concevoir une opération comme celle de la cholécystentérostomie que sous forme de vœu plus ou moins hypothétique. Il y a loin en effet de cette opération à celle de la cholécystotomie qui a été si nettement formulée par J.-L. Petit. C'est pourquoi on ne doit pas s'étonner de ne trouver dans les auteurs anciens aucune mention d'une intervention destinée à rétablir le cours interrompu de la bile.

Il est d'usage de faire remonter à Nussbaum la découverte de cette opération (1). Il l'aurait conçue théoriquement et Winiwarter l'aurait exécutée le premier. C'est en effet dans le courant de l'année 1880 que Nussbaum (2) émet formellement l'opinion d'aboucher la vésicule biliaire dans l'intestin, dans le but de rétablir le cours de la bile dans le cas de rétention.

Cette même année Winiwarter (3) de Liège fut appelé à donner ses soins à un malade atteint d'ictère chronique et présentant une tumeur au-dessous du rebord du foie. C'était un cas de rétention de bile par obstruction du canal cholédoque. Le 20 juillet 1880, après avoir conçu l'idée d'aboucher la vésicule dans l'intestin, il fit la laparotomie, trouva la vésicule distendue et adhérente au côlon, amena ces deux organes ainsi adossés dans la plaie cutanée où il les fixa. Quatre jours plus tard, à l'aide d'un trocart spécial, il chercha à établir une fistule entre

(1) Voir : O. KAPPELER. *Correspondenz. Blatt. f. Sch. Aer.*, 1er septembre, p. 513. — MAURICE DENUCÉ. *Tumeurs et calculs de la vésicule biliaire.* Th. ag. Paris, 1886, p. 135. — MAYO ROBSON. A case of cholecystenterostomy. *Royal, med. and chir. Soc.*, 26 novembre 1889.

(2) NUSSBAUM. *Deutsche chirurgie*, Lieferung, 44, p. 94.

(3) Voir plus loin, OBS. I.

la vésicule et le côlon adossés au niveau de la plaie cutanée, en passant ce trocart à travers la vésicule dans l'intestin et le laissant à demeure. Comme on pouvait s'y attendre le seul résultat obtenu fut la transformation de l'orifice de la ponction en fistule biliaire-cutanée. Le 6 août 1880, une nouvelle tentative fut faite avec le trocart. Il fut introduit par la fistule dans la cavité de la vésicule puis dans le côlon en passant au travers des adhérences créées entre les deux organes. Au bout de quelques jours le résultat obtenu était resté négatif, le malade avait gardé sa fistule biliaire.

Le 20 novembre de la même année, Winiwarter fit à son malade une deuxième laparotomie, adossa la vésicule à une anse de l'intestin grêle par une rangée circulaire de sutures. Il fit une ponction au centre de ce cercle de suture et y établit un drain dont une extrémité ressortait par la plaie. Au bout de 8 jours le drain fut retiré, un peu de bile passait dans l'intestin, mais la fistule persistait encore. C'est contre cette dernière que Winiwarter chercha à intervenir le 9 janvier 1881 en la fermant par une autoplastie. Il ne réussit qu'à doter son malade de deux fistules stercorales l'une du côlon, l'autre de l'intestin grêle. Au bout de quelque temps la fistule biliaire cutanée se bouche, la bile passe en totalité dans l'intestin. La cholécystentérostomie est donc enfin réalisée ; on voit au prix de quels efforts.

Mais le malheureux patient de Winiwarter conservait ses deux fistules stercorales. Le 14 novembre 1881 il subit une sixième opération qui amena un résultat partiel en guérissant la fistule de l'intestin grêle. Restait encore la fistule du côlon qui fut avivée plusieurs fois et finit par guérir spontanément en avril 1882.

Tel est le résumé de cette observation si célèbre. Winiwarter reconnaît lui-même que sa conduite a été défectueuse et il propose le procédé suivant (1).

Il faut faire une ponction de la vésicule biliaire quelques jours avant l'opération. De cette façon les parois de la vésicule distendue peuvent revenir sur elles-mêmes et reprendre à peu

---

(1) Von WINIWARTER. Ein Fall von Gallenretention beduigt durch Impermeabilität des Ductus choledochus. Anlegung einer Gallenblasen-Darmfistel-Heilung. *Prager med. Wochens.*, VII Jahrgang, 31 mai 1882, n° 22, p. 216-217.

près leur épaisseur normale. Il sera possible dès lors de placer des fils sans pénétrer dans la cavité de l'organe. L'incision sera faite sur le bord interne de la tumeur. L'exploration de la cavité abdominale aura pour but de déterminer s'il y a des calculs dans les voies biliaires. Dans ce cas, on devra établir une fistule externe (cholécystotomie). Si on ne découvre pas de calculs on cherchera à amener au contact de la vésicule une anse d'intestin grêle la plus rapprochée possible du duodénum mais pas cette partie de l'intestin elle-même car elle est trop profondément située et trop peu mobile. On suturera ensuite la vésicule à l'intestin par une série de points de suture ne comprenant que la tunique séreuse et la musculaire. Ces points de suture seront disposées circulairement suivant une circonférence mesurant 2 cent. à 2 cent. 1/2 de diamètre. Lorsque ces fils seront placés on suturera les deux organes accolés à la paroi abdominale, l'intestin en dedans ; la vésicule en dehors.

Ce n'est qu'au bout de quelques jours qu'on établira la communication entre les deux organes. Pour cela il faudra d'abord faire une ouverture longitudinale à l'intestin par laquelle on ira pratiquer une incision dans l'endroit où la vésicule et l'intestin seront accolés. Les bords de la boutonnière ainsi formée seront cousus ensemble de façon que les muqueuses se correspondent, on pourra même placer dans cette boutonnière un drain en os décalcifié. On refermera ensuite l'incision intestinale au moyen de points de suture de Lembert placés dès le début de l'opération.

Comme on le voit Winiwarter n'apporte au procédé qu'il a exécuté que quelques modifications de détails. Il a toujours pour but de faire l'opération en deux temps, pratique qui pour toutes les opérations abdominales tend de jour en jour à disparaître.

Il a eu assurément le mérite de concevoir l'opération de la cholécystentérostomie et de la tenter chez l'homme. Mais que l'on compare l'opération telle qu'il l'a exécutée avec les belles opérations vraiment chirurgicales de Monastyrki et Kappeler (1) et l'on pourra s'étonner de voir quelques auteurs donner à cette opération le nom d'opération de Winiwarter. A notre sens

(1) Voir plus loin.

l'opération de Winiwarter telle qu'elle fut exécutée n'est qu'une sorte d'expérimentation timide sur le sujet humain. Il a atteint son but et guéri son malade mais après avoir commis faute sur faute au point de vue opératoire, de telle sorte qu'ainsi que le dit malicieusement M. Maurice Denucé (1) on ne sait ce « qui doit étonner le plus de l'audace et de la tenacité du chi-« rurgien ou de la patience du malade ».

L'histoire du malade do Winiwarter peut nous permettre de tirer quelques conclusions et d'établir quelques particularités importantes au sujet de l'opération elle-même. Les craintes que l'on aurait pu avoir à priori sur l'action nocive des matières intestinales ; sur leur passage dans la vésicule biliaire anastomosée peuvent être écartées. De plus l'adhérence de l'intestin à la vésicule peut être obtenue chirurgicalement sans amener d'accidents d'étranglement interne. Tels sont à notre sens les matériaux les plus importants apportés à la question par cette observation si célèbre.

Elle fut en effet rapidement connue en Allemagne, en France et en Amérique, mais le procédé si compliqué de l'auteur n'était pas fait pour encourager les chirurgiens. Il fallait refaire la question de toutes pièces, montrer les indications, la rendre rationnelle sinon facile.

En 1883, George Harley (2) émet l'opinion suivante au sujet des cas de rétention biliaire par occlusion du canal cholédoque : « Le triomphe de la chirurgie opératoire, dit-il, serait d'établir une fistule artificielle entre la vésicule biliaire et le duodénum. De cette façon non seulement la rétention de bile disparaîtrait, mais encore les désordres résultant de l'absence de bile dans l'intestin ; et je ne sais pas, ajoute-t-il, si dans ce temps de chirurgie antiseptique, l'opération ne peut être tentée. En effet, je ne vois pas pourquoi on n'interposerait pas de la potasse caustique entre les parois adjacentes de la vésicule biliaire et du duodénum pour les réduire dans le ventre après les avoir cousues ensemble. Des adhérences ne tarderaient pas à se former et une fistule définitive s'établirait. » Cette fistule d'après Harley apporterait seule un grand soulagement, et son exécution ne

(1) DENUCÉ. Th.ag. Paris, 1886, p. 137.
(2) George HARLEY. *Diseases of the liver*. London, 1883, p. 1110.

ferait pas courir au patient un risque beaucoup plus grand qu'à un animal opéré dans les mêmes conditions. D'ailleurs, ajoute-t-il : « mes succès presque constants pour toute sorte d'opérations abdominales pratiquées sur des animaux (fistules gastriques, etc.), m'ont amené à cette conclusion que le danger presqu'unique de l'opération résulte de ce fait que le malade est épuisé quand on intervient et qu'il n'a plus la force de supporter l'opération. »

Comme on le voit, cette proposition de Harley renferme en elle-même les principales données du problème. Physiologiste plus que *chirurgien* il établit quelles sont les conditions qui doivent être remplies par l'opération pour que celle-ci puisse devenir efficace et amener la guérison définitive. Quant au procédé opératoire qu'il propose, je ne m'y arrêterai pas. Quel serait de nos jours le chirurgien assez osé, assez imprudent pour abandonner ainsi dans l'abdomen une substance caustique dont l'action sera toujours indéterminée, tandis qu'il lui est possible d'établir l'ouverture de *communication* avec le bistouri et de préserver le péritoine par un, ou plusieurs rangs de sutures !

La question en était là lorsque parut en 1884 un mémoire important de Gaston d'Atlanta en Georgie (1). Il étudie d'abord les troubles qui peuvent résulter de l'oblitération du canal cholédoque. La lithiase biliaire est d'après lui la cause la plus commune de cette oblitération. Les calculs irritent d'abord la muqueuse par leur passage, puis l'enflamment. Les surfaces enflammées peuvent s'unir, et l'obstacle d'abord passager devient bientôt définitif. Comme conséquence on observe les désordres suivants : La bile contenue dans la vésicule devient plus épaisse ; parfois même, quand les parois de cette dernière sont malades, son contenu devient tout à fait purulent. La vésicule se laisse distendre et forme une tumeur abdominale dont le siège est défini, mais dont l'étendue est variable. La bile est résorbée d'où ictère et prurit insupportable.

Il entre alors dans des considérations d'ordre physiologique qui l'amènent à conclure en faveur de l'abouchement de la vésicule biliaire dans le duodénum.

(1) J. Mc. F. Gaston. Obstruction of the gull-duct and its bad consequences with remedial operation suggested. *Gaillard's med. Journ*. October 1884.

La clinique fournit des cas nombreux de lithiase biliaires pour lesquels la cholécystentérostomie serait indiquée. Il cite à l'appui un certain nombre d'observations dont quelques-unes absolument concluantes. Dans deux de ces cas la constriction du cholédoque diagnostiquée fut vérifiée à l'autopsie, dans les autres, les symptômes observés avaient assez de netteté pour permettre d'affirmer le diagnostic.

S'il s'agit de squirrhe du pylore, du duodénum, ou du pancréas amenant la constriction du cholédoque, on ne peut espérer une guérison définitive, c'est pourquoi on devra agir de la façon suivante :

Une incision est faite sur la partie la plus proéminente de la tumeur, et le péritoine ouvert pour permettre de voir ou de toucher. L'opérateur peut ainsi décider de l'opportunité d'ouvrir la vésicule. La vésicule ouverte, une voie sera ainsi créée pour évacuer son contenu, explorer sa surface interne et même celle du cholédoque au moyen d'une sonde. Si on arrive dans le duodénum même par un orifice très rétréci, il faudra essayer de dilater le canal. Si on trouve le cholédoque obstrué, on sera autorisé à pousser un trocart courbe à travers l'obstacle dans le but de rétablir la communication. Ce trocart sera laissé en place jusqu'à ce qu'un trajet fistuleux soit formé.

Cette manœuvre serait-elle impraticable, on pourrait maintenir la vésicule soulevée au moyen d'un fil passé dans les lèvres de son ouverture, accrocher avec le doigt l'intestin au-dessous de l'ouverture du canal cholédoque ; l'approcher du réservoir de la bile en mettant en contact leurs surfaces, enfin passer à travers leurs parois accolées, un fil d'élastique destiné à les sectionner en laissant une ouverture. Ce fil élastique pourrait sectionner les parois des deux organes avant l'établissement d'adhérences suffisantes, on pourrait alors l'entourer d'un rang de suture en surjet, destiné à assurer la formation des adhérences tout autour. Quant à l'ouverture extérieure, elle serait fermée dans le but de forcer la bile à passer par l'orifice artificiel pour se mélanger dans l'intestin aux produits de la digestion.

Gaston relate ensuite le résultat d'expériences qu'il a pratiquées sur des chiens dans le but de démontrer la possibilité

d'unir la vésicule au duodénum au moyen d'une ligature élastique entourée d'un rang de sutures au catgut. Cinq chiens sont
ainsi opérés. L'un se sauve ; chez un autre le nœud du fil de
caoutchouc se défait et l'anse élastique est trouvée sur le duodénum ;chez un troisième le fil est trouvé dans la vésicule ; enfin
chez les deux autres le résultat est complet c'est-à-dire que
la communication est obtenue et qu'il existe des adhérences
tout autour.

Ces expériences quoique défectueuses démontrent cependant
la possibilité d'établir d'emblée chez le chien une fistule entre
la vésicule et le duodénum et par un moyen d'une grande sim-
plicité. D'ailleurs cette première série d'expériences n'est que
le prélude d'un plus grand nombre pratiquées par Gaston dans
le but de perfectionner le manuel opératoire et que nous aurons
l'occasion d'étudier un peu plus loin. C'est qu'en effet entre
leur publication et celle du premier mémoire de Gaston parut
en Italie un travail important sur l'anastomose de la vésicule
biliaire avec l'intestin (1).

Dans ce travail publié dans le courant de l'année 1886, le
docteur François Colzi, aide de dissection au laboratoire d'anatomie pathologique de Florence, étudie d'abord plusieurs
autopsies pour des cas d'occlusion du canal cholédoque dont
un avec fistule cystico duodénale spontanée. Ce fait lui donne
l'idée de chercher à établir par une opération une fistule permanente entre la vésicule et l'intestin. Pour obtenir ce résultat il pratique des expériences sur des chiens. Il arrive ainsi
à établir des points très importants au sujet de l'exécution de
l'opération elle-même. En accolant la vésicule biliaire au duodénum par un simple rang de sutures de Lembert et après y
avoir pratiqué deux petites ouvertures qui se correspondent,
il obtient l'accolement simple des deux organes, mais la fistule
ne persiste pas. Il faut donc deux rangs de sutures. L'un
externe de points de Lembert ne comprenant que la séreuse et
la tunique musculaire, l'autre interne destiné à unir les deux
muqueuses. En suivant ce procédé il obtient un résultat complet
et parfait, adhérence des deux organes et fistule permanente.

(1) FRANCESCO COLZI. La chirurgia operativa sulle vie Biliari e in specie della
fistola colecisto intestinale. Dal giornale medico, lo *Sperimentale*, 1886. Firenze.

Le choix de l'anse d'intestin sur laquelle on doit opérer le préoccupe ensuite, il arrive à conclure en faveur du duodénum. Un chien sur lequel il a pratiqué une fistule entre la vésicule et le côlon est mort d'accidents septicémiques et de péritonite. Il n'hésite pas à attribuer ces accidents à ce que les matières intestinales ont subi dans le gros intestin un degré plus grand de putréfaction, sont devenues solides, et peuvent en passant dans les voies biliaires, comme c'était le cas chez son animal en expérience, déterminer des abcès du foie et même de la péritonite consécutive. Enfin reprenant la question au point de vue de l'opération faite chez l'homme, il décrit l'anastomose et la manière de la faire (1). Nous en indiquerons les principaux détails, car ainsi que nous aurons l'occasion de le voir plus tard le procédé indiqué par Colzi a été suivi par Monastyrki et Kappeler, les deux premiers chirurgiens qui pratiquèrent la cholécystentérostomie.

Un aide doit maintenir l'anse intestinale en contact avec la vésicule. On applique ensuite une série de points de suture de Lembert sur la face inférieure de la vésicule, près de son fond, et sur la paroi correspondante de l'intestin dans un point diamétralement opposé à celui de l'insertion du mésentère. Ces points de suture ne doivent comprendre que les tuniques séreuse et musculeuse de l'intestin et la tunique séreuse de la vésicule. Ces fils sont noués ensuite, puis on procède à l'ouverture des viscères après avoir pris toutes les précautions désirables pour éviter d'infecter la séreuse. L'intestin est d'abord ouvert, puis la vésicule après l'avoir ponctionnée. Les deux ouvertures doivent se correspondre et être transversales de façon à présenter une lèvre antérieure et une lèvre postérieure. Les deux lèvres postérieures doivent être cousues ensemble au moyen d'une suture continue qui a l'avantage de bien maintenir en contact les muqueuses des deux organes. Les deux lèvres antérieures sont réunies ensemble au moyen de points séparés. Enfin un rang de points de Lembert est fait au devant de la fistule.

Ce mémoire de Colzi fut bientôt connu en Allemagne, en Angleterre et en Amérique. Le principe de l'opération elle-

(1) COLZI. *Loco cit.*, p. 67 et suivantes.

même trouve de jour en jour plus de crédit auprès des chirur-
rurgiens. Je citerai entre autres l'opinion de Willet (1) au
sujet d'un cas de cholécystotomie faite pour occlusion du canal
cholédoque. La malade eut une fistule biliaire cutanée dont
elle mourut dans la suite. Dans ces conditions le chirurgien
anglais se demande s'il n'eût pas mieux valu aboucher la vésicule dans l'intestin.

Le second mémoire de Gaston (2), lu à Brighton, à la séance
annuelle de la *British medical Association,* section de chirurgie,
paraît alors. Il est postérieur, comme on le voit, à celui de
Colzi. On peut le diviser pour en faciliter l'étude, en deux parties, la première dans laquelle l'auteur passe en revue les indications de la *duodéno-cholécystostomie* et en trace l'historique,
que, la seconde relative aux expériences qu'il a faites sur des
chiens. Ces dernières, très défectueuses encore, ne nous arrêteront pas longtemps, elles sont d'ailleurs bien moins concluantes
que celles de Colzi. Néanmoins elles établissent un fait curieux,
c'est que la fistule duodéno-cystique peut être obtenue au
moyen d'un fil de caoutchouc comprenant les parois de la
vésicule et du duodénum, ou même au moyen d'un simple fil de
soie placé dans les mêmes conditions.

Il n'en sera pas de même de la première partie de ce travail
qui mérite d'attirer l'attention. Gaston émet en effet les
principes qui ont fait force de loi pour ainsi dire et qui ont
dirigé la plupart des chirurgiens dans leurs opérations sur les
voies biliaires.

1° S'il y a une altération quelconque des parois de la vésicule,
l'extirpation sera indiquée.

2° Si les parois ne sont pas altérées ; si d'autre part le canal
cystique et le canal cholédoque peuvent être débarrassés de
leur obstacle, ce sera la cholécystotomie qu'il faudra faire.

3° Mais s'il y a une occlusion permanente du canal cholédo-

---

(1) ALFRED WILLET. *Brit. med. Journ.*, 1886, t. II, p. 903. Voir aussi James
E. PILCHER. Surgery of the liver. *Annales of Surgery,* 1887, p. 212-232.

(2) J. Mc F. GASTON. — On the practicability of establishing an artificial
fistulous opening in the human subject between the gall-Bladder and the
duodenum. *Gaillard's medical Journal,* May 1887, and *British medical Journal,*
1887, vol. I, p. 267.

que sans obstruction du canal cystique, c'est alors que la duodéno-cholécystotomie sera l'opération de choix.

4° L'opération est facilitée par l'état de distension de la vésicule biliaire qui vient ainsi se mettre en contact plus intime avec le duodénum.

On peut donc considérer dès à présent la question comme jugée. L'opération de la cholécystentérostomie présente ses indications ; les cas pour lesquels elle devra être exécutée sont relativement fréquents, s'il faut en croire le nombre d'observations apportées à l'appui par les auteurs que nous avons cités. Des expériences faites sur des animaux démontrent la possibilité d'établir une fistule cysto-intestinale. Enfin, l'opération de Winiwarter quelque défectueuse qu'elle soit, au point de vue de la conception et de l'exécution, est la réalisation de l'opération chez l'homme.

A partir de ce moment l'opération est faite par des chirurgiens, de propos délibéré. C'est à un médecin russe, le Dr Monastyrki, que revient l'honneur d'avoir pratiqué le premier avec un succès complet la cholécystentérostomie. On a l'habitude d'attribuer à Kappeler la première opération, et en Allemagne il est fréquent d'entendre désigner la cholécystentérostomie sous le nom d'*opération de Kappeler*. Le fait est que l'opération de Kappeler a été publiée le 1er septembre 1887 (1), tandis que celle de Monastyrki n'a paru qu'en mai 1888 (2). Néanmoins l'opération de Monastyrki a été faite le 4 mai 1887, tandis que celle de Kappeler ne fut exécutée que le 6 juin 1887, c'est-à-dire un mois plus tard. Ces deux opérations méritent d'être rapprochées l'une de l'autre à tous les points de vue. Dans les deux cas il s'agissait d'une obstruction du cholédoque par une tumeur du pancréas, la fistule fut créée d'après la méthode indiquée par Colzi dans une anse d'intestin grêle. Enfin les deux malades guérirent de l'opération, mais moururent quelque temps après par suite de l'évolution de leur tumeur. Le professeur Socin de Bâle répéta l'opération dans des conditions absolument semblables le 19 novembre 1887 (3) Ces brillants succès

(1) O. KAPPELER. *Corresp. Blatt. fur Schw. Aer.*, 1er september 1887.

(2) MONASTYRKI. *Chirurg. Westnik*, 1888, n[os] de mai et juin.

(3) SOCIN. *Jahresbericht über die chirurgische Abtheilung des Spitals zu Basel.* Wärhend des Jahres 1887, p. 60.

D.3

reçoivent bientôt une sorte de confirmation expérimentale. Dans leurs expériences sur les chiens Gaston et Colzi eurent une mortalité considérable. M. A. Dastres (1) dans le but d'étudier le rôle de la bile dans la digestion des graisses, pratiqua antiseptiquement chez des chiens des fistules cholécysto-intestinales et démontra que la mort chez ces animaux n'était due qu'au manque d'antisepsie. En effet il n'eut pas un cas de mort sur une dizaine d'opérations.

Toutes les opérations que j'ai citées plus haut ont eu pour résultat l'abouchement de la vésicule biliaire dans l'intestin grêle. Les chirurgiens qui les ont pratiquées semblent avoir reculé devant la difficulté d'aboucher le réservoir de la bile dans le duodénum. Ce serait Bardenheuer qui aurait fait chez l'homme la première fistule duodéno-cystique (2). Malheureusement l'observation n'a pas été publiée in extenso, de telle sorte qu'il est impossible de juger le procédé opératoire employé. Après l'incision de la paroi abdominale en volet le professeur de Berlin aurait décortiqué de cette même paroi le péritoine pariétal dans le but d'explorer la vésicule, mais pendant l'opération la séreuse aurait été déchirée, de telle sorte que ce procédé compliqué n'aurait présenté que des inconvénients. Au point de vue de la suture de la vésicule à l'intestin, Bardenheuer aurait employé le procédé de Gaston plus ou moins modifié avec la ligature élastique. Le malade mourut (3).

Il reste deux observations de cholécystentérostomie, l'une due à Mayo Robson de Leeds (voir plus loin) et l'autre à M. Terrier. Celle de Mayo Robson n'a pas encore été publiée in extenso, mais nous savons qu'elle a été pratiquée chez une malade ayant subi la cholécystotomie pour calculs biliaires et chez laquelle il était resté une fistule biliaire. C'est pour guérir cette fistule que l'opération fut faite et avec un plein succès. La vésicule fut abouchée dans le côlon.

J'insiste sur ce fait qui me paraît offrir un grand intérêt au

(1) DASTRES. Rôle de la bile dans la digestion des graisses étudié au moyen de la fistule cholécysto-intestinale. *Comptes rendus Acad. des sc.*, 1888, p. 217.

(2) Voir Obs. V.

(3) Notre cher maître M. Terrier a bien voulu nous communiquer une lettre de Bardenheuer dans laquelle ce dernier annonce le résultat de l'opération.

point de vue des indications de la cholécystentérostomie. N'est-ce pas un argument de premier ordre en faveur de cette opération nouvelle ; un fait qui trace d'avance pour ainsi dire la voie qui devra être suivie dans la suite ? Knowsley Thornton émet une opinion contraire et qualifie l'opération de monstreuse et comme n'ayant pas sa raison d'être, sous prétexte qu'il n'a jamais vu de fistules après la cholécystotomie, et que tous ses malades ont guéri en deux mois. Le débat semble facile à trancher, et la question peut être ramenée à ceci : peut-il exister, et connaît-on des cas de fistule biliaire persistante après la cholécystotomie pour calculs ? Nous verrons plus loin que ces cas sont malheureusement plus fréquents qu'on ne le croit.

Le cas de M. Terrier (voyez plus loin, Obs. VII) présente un grand intérêt. C'est peut-être le plus remarquable au point de vue du résultat obtenu. La malade a été opérée à la dernière extrémité et malgré cela sa guérison a été rapide et définitive. La vésicule a été abouchée dans la première portion du duodénum. Comme on le voit, M. Terrier est le premier qui ait fait avec succès la fistule cystico-duodénale. Il l'a faite en un temps avec un seul rang de sutures de Lembert.

Je reviendrai sur ce procédé opératoire très brillant, mais qui paraît d'une exécution trop minutieuse pour être conseillé d'une façon générale.

VI. — Indications de l'opération.

Je traiterai dans ce chapitre des altérations pathologiques qui paraissent à mon sens réclamer la cholécystentérostomie comme la seule opération logique et vraiment efficace.

Cette opération est nouvelle ainsi que je l'ai dit plus haut et se trouve avoir des rivales dans deux autres opérations couramment pratiquées aujourd'hui et par conséquent ayant fait leurs preuves, je veux parler de la cholécystotomie et de la cholécystectomie.

Il sera donc indispensable, pour établir un jugement sain et exempt de parti pris, de passer rapidement en revue les différentes opérations qui ont été faites sur les voies biliaires, de montrer leur but, enfin de faire connaître leurs résultats.

A. — CHOLÉCYSTOTOMIE

La cholécystotomie comme son nom l'indique consiste à pratiquer l'ouverture de la vésicule biliaire. Conseillée par J.-L. Petit, pratiquée la première fois par Bobbs (1) en 1867 et non par Marion Sims qui fit son opération le 18 avril 1878, cette opération fut surtout vulgarisée par Lawson Tait.

Elle a pour but l'ouverture de la vésicule biliaire pour en explorer la cavité et en extraire les calculs qui peuvent s'y trouver. Au point de vue opératoire elle peut se faire en un temps ou en deux temps avec suture à la paroi abdominale ; enfin elle peut se faire en un seul temps en réduisant dans le ventre la vésicule suturée. C'est cette dernière que l'on désigne sous le nom de *cholécystotomie idéale*.

(1) Bobbs. *Trans. of the Indina State med. Soc.*, 1868, p. 68.

La cholécystotomie en un temps (1), consiste à faire la laparotomie, sur la ligne médiane ou sur le bord externe du muscle droit. Lawson Tait recommande de rechercher la scissure hépatique pour en faire partir l'incision. Le péritoine est saisi avec deux pinces puis incisé pour permettre le passage de l'index. La vésicule une fois trouvée, ce qui n'est pas toujours facile, est ponctionnée si elle est distendue puis incisée pour permettre l'introduction du doigt. On saisit les bords de l'ouverture avec des pinces, on évacue la cavité avec le doigt ou une curette, puis on réunit les bords de l'ouverture faite à la vésicule, à ceux de l'ouverture péritonéale et cutanée; enfin on place un drain dans la vésicule et on le laisse 7 jours. Il en résulte une fistule permanente par laquelle la bile s'écoule en quantité variable. Quand l'écoulement tend à se tarir et la fistule à se fermer, il faut se tenir prêt à rétablir l'écoulement au dehors au moindre symptôme.

Cette méthode est la plus fréquemment suivie. On peut aussi fixer la vésicule à la paroi avant de l'ouvrir en faisant une rangée de points de suture destinés à adosser les deux séreuses. On opère ainsi en dehors du péritoine sans crainte d'infecter la séreuse en laissant écouler de la bile dans sa cavité.

Ainsi conduite, l'opération est bénigne et donne une mortalité peu importante. Pour me conformer à l'usage, je rapporterai quelques statistiques : Musser et Keen rapportent une statistique de 35 cas avec 10 morts, soit plus de 28 0/0 (2). Denucé (3) dans sa thèse rassemble 22 cholécystotomies faites par différents opérateurs en dehors de Lawson Tait, avec 8 morts, ce qui fournit une mortalité de plus de 36 0/0. Courvoisier sur 72 cas qu'il a recueillis n'a que 14 morts, soit 20 0/0 (4). Enfin la statistique de Lawson Tait donne 3 morts seulement sur 55 opérations (5).

(1) Nous donnons le manuel opératoire tel qu'il est indiqué par Lawson Tait. Voyez L. TAIT. The surgical treatment of gall stones, *Lancet* du 29 août et du 5 septem. 1885 et five additionnal cases of cholecystotomy, *Lancet*, 13 fév. 1887.

(2) J. MUSSER et W. KEEN. *Am. Journ. of med. Sc.*, octobre 1884.

(3) M. DENUCÉ. Th. agrég., Paris, 1886, p. 142.

(4) L.-G. COURVOISIER. Ueber die Chirurgie der Gallenwege. *Corresp. Bl. f. schweizer Aerzte*, n° 3, p. 65, 1er février 1888.

(5) L. TAIT. The surgery of the liver. *Edinburgh medic. Journal*, oct. 1888, p. 317.

Il serait difficile d'établir un jugement sur la gravité de la cholécystotomie d'après les chiffres qui précèdent. Il en est de cette opération comme de la plupart des opérations modernes, il faudrait pouvoir tenir compte des cas opérés, de la valeur du chirurgien comme opérateur, et de la façon dont l'antisepsie a été faite. Or ces trois facteurs sont absolument impossibles à connaître, de telle façon qu'on sera plus certain d'établir un jugement sain, en ne tenant compte que du traumatisme et des risques courus par le malade. Pour ces raisons, je pense être dans la vérité en disant que la cholécystotomie faite dans de bonnes conditions et par un chirurgien habile et antiseptique, est une opération absolument bénigne.

Voyons maintenant son résultat opératoire : Il faut distinguer les cas où elle a été pratiquée pour lithiase biliaire, pour cholécystite suppurée ou pour oblitération du canal cholédoque quelle qu'en soit la cause.

Dans les cas de lithiase biliaire elle permet d'évacuer le contenu de la vésicule, c'est-à-dire d'enlever les calculs, le pus, et la bile qu'elle peut contenir. Si le canal cholédoque est resté parfaitement perméable, la fistule externe qui a été créée n'a plus sa raison d'être, la bile peut arriver librement dans l'intestin de telle sorte que la fistule pourra guérir soit spontanément, soit par une autoplastie

Dans ces cas éminemment favorables, le but proposé est atteint, le malade est guéri de ses accidents, du moins pour un temps. Mais malheureusement il n'en est pas toujours ainsi. Souvent on trouvera des calculs enclavés soit dans le canal cystique, dans le cholédoque, ou même infiltrés dans le tissu hépatique. On pourra bien dans certains cas, suivant l'exemple de Lawson Tait et de Thornton, les faire glisser par pression dans la vésicule ouverte et les en extraire, mais souvent cette manœuvre sera impraticable et dangereuse en faisant courir le risque de déchirer le conduit dans lequel sera enclavé le calcul, comme cela est arrivé au professeur Trélat. Dans ces conditions le chirurgien devra donc s'abstenir et alors son opération sera insuffisante. Voyons les cas :

1° Le ou les calculs sont enclavés dans le canal cholédoque. La bile n'arrive plus dans l'intestin ou seulement en quantité insuffisante. Elle reflue par le canal cystique dans la vésicule. Si celle-ci est fermée, elle se distend, sa pression augmente jusqu'à ce qu'elle forme une tumeur de volume variable. Que fera dans ce cas la cholécystotomie ; elle créera un orifice par lequel la bile sera déversée au dehors. Elle fera bien cesser les accidents dus à la rétention biliaire, mais l'intestin ne recevra plus de bile, et le malade aura une fistule biliaire externe intarissable. En un mot, la cholécystotomie pour ce cas présent a été absolument insuffisante.

2° Le ou les calculs sont enclavés dans le canal cystique. La bile coule toujours dans l'intestin, mais n'arrive plus dans la vésicule. Les parois de celle-ci sécrètent un mucus plus ou moins visqueux, quelquefois absolument aqueux qui s'accumule dans la cavité au point de former dans certains cas une tumeur considérable.

Que fera la cholécystotomie dans ces conditions ? Elle ne pourra pas remédier à l'état des choses, tout au plus pourra-t-elle empêcher la rupture de la vésicule, mais en créant encore une fistule externe.

3° Les calculs sont restés enclavés dans les canaux hépatiques ou dans le tissu du foie lui-même. Ici toutes les suppositions peuvent être faites. Le cours de la bile peut être supprimé ou seulement ralenti, elle peut s'accumuler dans la vésicule ou au contraire passer directement en totalité dans l'intestin. Que fera dans de semblables conditions, la cholécystotomie ?

Nous pourrons donc résumer ainsi ce qui précède :

La cholécystotomie dans les cas favorables remédie seulement aux accidents du moment. C'est la taille de la vessie pour un calcul vésical.

Après l'opération le malade fera de nouveaux calculs, car les causes qui ont présidé à la formation des premiers existent toujours.

S'il y a des calculs enclavés dans le canal cystique ou le cholédoque, elle devient une opération inutile dans le premier cas, simplement palliative dans le second.

La cholécystite suppurée ou empyème de la vésicule biliaire

peut être traitée par la cholécystotomie. Le pus est évacué, la cavité nettoyée de telle sorte que l'indication principale est rem plie, mais si l'on considère les lésions anatomiques principales qui président à la formation de cet empyème, on trouve qu'il se développe surtout dans les cas d'obstructien du canal cystique. Cette obstruction peut résulter de l'enclavement d'un calcul ou d'un parasite ; ou bien d'une rétraction cicatricielle.

L'obstruction du canal cholédoque quelle qu'en soit la cause (corps étranger, calculs, parasites, compression, sténose, etc.), a toujours pour résultat la formation d'une tumeur biliaire par accumulation de la bile dans la vésicule, dans ces conditions, comme je l'ai déjà dit à propos de la lithiase biliaire, la cholécystotomie ne sera qu'une opération palliative, complètement insuffisante pour obtenir la guérison du malade.

Je ne saurais mieux faire que de renvoyer à l'observation de Mayo Robson (voir Obs. VI) et à celle Winiwarter (voir Obs. I). Le résultat de ses deux premières interventions fut la création d'une fistule biliaire externe contre laquelle il dut faire 4 autres interventions, afin de remédier au dépérissement du malade. Le résumé de l'observation suivante, due à A. Williet, entraînera facilement la conviction (1). Il s'agit d'une malade atteinte d'occlusion du canal cholédoque avec tous les signes habituels : jaunisse, prurigo, tumeur biliaire, urines foncées, selles décolorées, etc. Le 17 mars 1885 on lui fait la cholécystotomie ; au cours de l'opération on reconnaît que le canal cholédoque est obstrué. La malade se remet parfaitement de l'opération, elle retrouve sa santé, augmente même en poids, son ictère disparaît, mais ses selles restent décolorées. Elle quitte alors l'hôpital avec sa fistule, mais meurt dans le courant de décembre de la même année, succombant, s'il en faut croire les seuls renseignements fournis, à des désordres causés par des ulcérations de la peau autour de la fistule. C'est à propos de ce cas que A. Williet s'était demandé s'il n'eût pas mieux valu chercher à anastomoser la vésicule biliaire avec l'intestin. La cholécystotomie dans ce cas a donc été absolument insuffisante. Elle a bien, suivant

(1) WILLIET. *Brit. med.*, 1886, II, p. 903.

le conseil de Witzel (1), remédié aux accidents menaçant immédiatement la vie du malade ; mais dans ce cas le chirurgien pouvait faire mieux. En créant d'emblée une fistule intestinale il rétablissait les choses dans leur état primitif, la malade pouvait guérir.

Cholécystotomie en deux temps. — La cholécystotomie a aussi été faite *en deux temps.* L'idée première est due à Bloch (2) qui conseillait de provoquer des adhérences avant d'ouvrir la vésicule pour en extraire les pierres. Richter, Chélius, Bégin modifient le procédé conseillé par Bloch et aux substances irritantes destinées à provoquer les adhérences ils substituent l'incision de la paroi et l'interposition de charpie entre les lèvres de la plaie. Kocher (3) aujourd'hui emploie encore la même méthode, mais il remplace la charpie par de la gaze antiseptique qu'il dispose de façon à écarter d'une part les lèvres de l'incision et d'autre part à tenir la paroi en contact avec la vésicule. Au bout de 8 jours les adhérences sont formées, on peut ouvrir la vésicule biliaire. Blodgett (4) sutura la vésicule à la paroi abdominale pour provoquer ces adhérences ; son malade mourut. D'après H. Morris (5) cette pratique de Blodgett aurait été exécutée pour la première fois par Maunder en 1874. Toujours est-il que depuis elle a été répétée un grand nombre de fois avec succès. Je citerai les 10 cas de Riedel (6) qui tous se terminèrent par la guérison ; celui de Ohage Justus (7) qui fut aussi un succès.

La cholécystotomie faite en deux temps n'est donc pas une opération plus grave que celle faite en un temps. L'est-elle moins ? Nous ne le croyons pas. L'étude des statistiques ne nous fournit à ce sujet aucune indication. A priori nous conclurons donc en

(1) Witzel *Deut. Zeit. f. chir.,* XXI, Heft 1 et 2, 1885.

(2) Bloch. *Medicinische Bemerkungen.* Berlin, 1774. Voir th. de Denucé, p. 94.

(3) Kocher. *Corresp. Bl. f. Schweitz. Aerzte,* 1878, VIII, p. 577, 583.

(4) Blogdett. *Homoeop. Times.* New-York, 1879-1880, VII, p. 83.

(5) H. Morris. *Encycl. chir.,* VI, p. 384.

(6) Riedel. Ueber den zungenförmigen Fortsatz des rechten Leberlappens. *Berlin klin. Woch.,* n° 29, p. 577 et n° 30, p. 602. 16 et 23 juillet 1888.

(7) Ohage Justus. The surgical treatment of diseases of the gall-bladder *Med. News,* 19 février 1887.

disant : la cholécystotomie en une seule séance est plus simple, plus chirurgicale, elle débarrasse le malade en une seule fois, elle est aussi sure ; en outre elle permet l'exploration immédiate de la cavité vésiculaire et de prendre une décision au sujet d'une anastomose possible entre la vésicule et l'intestin, ce qui serait impossible dans le cas de cholécystotomie en deux séances. C'est pourquoi nous n'hésitons pas à lui donner la préférence.

Il nous reste maintenant à jeter un coup d'œil rapide sur la cholécystotomie *dite idéale.*

Cholécystotomie à suture perdue. Ideal cholecystotomy des Américains. — On désigne sous ce nom une opération qui a pour but d'ouvrir la vésicule biliaire pour l'explorer ou la débarrasser des calculs qu'elle peut contenir, puis de suturer les deux lèvres de l'incision et de réduire dans le ventre l'organe suturé.

L'idée première d'après Denucé serait due à Campaignac (1). Spencer Wells l'a conseillée théoriquement sans l'avoir jamais pratiquée lui-même. C'est sous ses auspices que son élève Meredith la pratiqua la première fois le 30 juin 1883. La malade mourut (2). Depuis elle a été faite un certain nombre de fois avec succès.

Elle consiste à traiter la vésicule biliaire comme pour la cholécystotomie ordinaire. L'organe une fois incisé, est exploré avec soin, on s'assure de la perméabilité du canal cystique et du canal cholédoque, puis on se dispose à refermer l'ouverture faite à la vésicule. Pour cela on peut se contenter de faire des points de Lembert de façon à bien adosser la séreuse à elle-même sur les bords de la plaie, absolument comme s'il s'agissait d'une plaie faite à l'intestin, c'est la méthode qui a été préconisée par Spencer Wells, exécutée par Meredith et ses imitateurs. Mais ces points de suture séparés pourraient être insuffisants et permettre le passage de la bile, c'est pourquoi P. Loreta (3) de Bologne imagina le procédé suivant. Il s'agissait d'un cas pour lequel il n'aurait pu réussir à lier le canal cystique pour faire une cholécystectomie.

(1) Voir Th. Denucé, p. 118.

(2) Meredith. *Brit. med. Journ.*, février 1885, p. 431.

(3) P. Loreta. Colecistotomia e Colecistorafia invece della Colecistectomia. *Mem. r. Accad. de sc. de Inst. de Bologna*, 1886-1883, 4° s., VIII, 573-579.

Il ferma l'ouverture faite à la vésicule par une suture continue en surjet, puis déprimant la face libre de la vésicule à l'endroit qui correspondait à la ligne de réunion, il fit deux plis
parallèles constitués par les parois de l'organe et put les suturer l'un à l'autre avec du catgut par-dessus l'incision.

La cholécystotomie idéale n'a pas donné de très bons résultats opératoires, s'il en faut juger par les quelques cas publiés
que j'ai pu consulter.

Denucé (1) en rapporte 4 avec un seul succès dû à Bernays, de
St-Louis (2), je pourrai y ajouter plusieurs cas heureux de Mac
Gill (3), de Loreta (4), de Thornton (5), de Stewart de Pittsburg (6).

Lawson Tait s'élève contre cette opération qui ferait courir
au malade les risques d'un épanchement de bile dans le péritoine. Il cite à l'appui de cette opinion une autopsie dans laquelle on trouva une grande quantité de bile dans le péritoine (7).

D'après lui, d'ailleurs, on devait s'attendre à cela à priori :
« La vésicule biliaire est un organe susceptible de se remplir
et de se vider alternativement. Son évacuation se fait par la
contraction des fibres musculaires de la paroi, contraction qui
est bien plus considérable qu'on ne le croit généralement. En
outre, la muqueuse de la vésicule sécrète un liquide clair et
albumineux, qui contient une sorte de ferment. C'est ce liquide
qui distend la vésicule lorsqu'elle renferme des calculs, et parfois lui fait acquérir un volume considérable. Si d'autre part
un calcul s'engage dans le cholédoque par le fait de l'opération,
la plaie de la vésicule ne restera pas fermée mais sera déchirée. »

Il est certain que la distension de la vésicule ainsi suturée
sera toujours à craindre. Il suffit de se rappeler la fréquence
des fistules biliaires consécutives à la cholécystotomie ordinaire. Peu importe ici que le reflux de la bile dans la vésicule

(1) DENUCÉ. Th. ag. Paris, p. 119 et 120.
(2) BERNAYS. *Weeckly and Rev. St-Louis*, 1885, 31 octobre.
(3) MAC GILL. *Brit. med. journ.*, 1884, 6 décembre.
(4) LORETA. *Loc. cit.*
(5) K. THORNTON. *Brit. med. journ.*, 26 novembre 1874, p. 1148.
(6) R. W. STEWART. *New-York med journ.*, 25 mai 1889, p. 570.
(7) LAWSON TAIT. Note on cholecystotomy. *Brit. med. journ.*, I, 3 mai 1884,
et the Surgery of the liver. *Edinburgh med. journ.*, octobre 1889, p. 310.

biliaire reconnaisse pour cause un calcul engagé dans le canal cholédoque, ou une diminution du calibre de ce conduit par compression extérieure ou par sténose cicatricielle; peu importe que le liquide qui s'écoule par la fistule soit de la bile ou du simple mucus ; le fait important qu'il faut avoir présent à l'esprit est l'accumulation de liquide dans la vésicule. La cholécystotomie avec fistule externe permettra l'issue de ce liquide, la cholécystotomie idéale, au contraire, le tiendra emprisonné. La tension intra-vésiculaire augmentera, les parois se distendront parfois démesurément, et dans ces conditions les points de suture deviendront insuffisants, le liquide pourra filtrer entre eux ou par les trous agrandis.

La question reviendrait donc à perfectionner le mode de sutures employé. Mais à ce sujet je me permettrai une comparaison tirée des sutures employées pour fermer la vessie après la taille. On rencontre les mêmes difficultés, les conditions sont à peu près semblables. Or qui ne sait combien il est fréquent d'avoir une fistule urinaire plus ou moins durable lorsque la vessie a été suturée? Je me rappelle un malade de M. Lucas-Championnière qui présenta cette petite complication. Cependant sa vessie avait été fermée par trois rangs de sutures superposées (1).

Pour ces raisons, malgré les succès récents que j'ai relatés, malgré le perfectionnement apporté à la suture de la vésicule par Loreta, je n'hésite pas à me ranger à l'avis de Lawson Tait et à condamner la cholécystotomie dite idéale (2).

J'ai rejeté plus haut, pour d'autres raisons, la cholécystotomie en deux temps, de telle sorte que la cholécystotomie faite d'après la méthode de Tait, plus ou moins modifiée, reste la plus rationnelle, la plus sûre, des opérations ayant pour but l'ouverture de la vésicule biliaire, qu'il s'agisse d'une explora-

---

(1) Voir pour les détails de cette suture de la vessie Ch. Monod et H. Delagénière, Contribution à l'étude de la cystocèle inguinale. *Rev. de chirurgie* septembre 1889, p. 705.

(2) Une réserve cependant pourrait être faite en faveur de ces cas dans lesquels la vésicule ne peut être amenée en contact avec la paroi abdominale (cas de Thornton, etc.). Mais nous verrons plus loin que ces cas relèveraient plutôt de la cholécystectomie.

tion simple ou d'une intervention quelconque. Mais cette opération a une rivale redoutable dans la cholécystectomie. Cette
dernière opération aurait la prétention de fournir les mêmes
résultats et de ne pas exposer aux fistules biliaires consécutives.

B. — CHOLÉCYSTECTOMIE

Nous avons vu que l'inconvénient le plus grand de la cholécystotomie était la persistance d'une fistule dans un grand nombre de cas. Cette fistule peut donner passage soit à de la bile
s'il existe un obstacle du côté du cholédoque, soit à du muco-pus
si le canal cystique est obstrué. Dans le premier cas il sera la
plupart du temps impossible de guérir la fistule, à moins que le
canal cholédoque ne redevienne *complètement perméable* ; dans
le second le chirurgien pourra plus souvent intervenir, et avec
des chances de succès plus grandes, soit en cautérisant les
bords de la fistule, soit en injectant des substances irritantes
dans le trajet, soit en faisant un avivement suivi d'une autoplastie. Enfin il pourra pratiquer la cholécystectomie secondaire
comme l'a faite dernièrement avec un plein succès notre maître M. Michaux (1) ; ou bien encore beaucoup mieux la cholécystentérostomie, comme Mayo Robson (2).

C'est l'existence fréquente de ces fistules consécutives qui a
conduit les chirurgiens à chercher par une autre opération à
éviter cet inconvénient. La cholécystotomie idéale ne pouvait
remplir le but proposé, elle était trop dangereuse, trop infidèle
et incertaine. Le chirurgien ne peut jamais être sûr d'avoir
extrait tous les calculs (L. Tait) ; Courvoisier cite un cas de
cholécystotomie idéale où l'on trouva à l'autopsie deux mois 1/2
après l'opération la vésicule distendue par du liquide et le canal
cystique obstrué par un calcul, et cependant tous les calculs
paraissaient enlevés au moment de l'opération (3).

Ce sont ces raisons qui ont conduit Langenbuch à proposer

(1) MICHAUX. *Congrès français de chir.*, 1889.
(2) MAYO ROBSON. V. plus loin, Obs. VI.
(3) COURVOISIER. *Corresp. Bl. f. schw. Aerzte*, 1er août 1884 et 19 juin 1885.

l'extirpation complète de la vésicule au lieu de sa simple ouverture, mais cela dans les cas où le canal cholédoque restait perméable. Il fit sa première opération le 15 juillet 1882 (1).

L'opération consiste à isoler la vésicule biliaire d'abord des organes (intestin, paroi abdominale, etc.) avec lesquels elle peut présenter des adhérences. Puis on devra la séparer du foie contre lequel sa face supérieure est appliquée. Ce temps opératoire est délicat et doit être fait avec lenteur et précision pour ne pas blesser le tissu hépatique. Cet accident du reste n'a pas la gravité qu'on semble lui accorder généralement. J'ai vu maintes fois M. Lucas-Championnière dans l'extirpation de kystes hydatiques du foie, ou en décollant des adhérences, avoir de vastes surfaces de tissu hépatique dénudées de leur capsule ; chaque fois il suffit de toucher la surface saignante avec le thermocautère pour arrêter tout écoulement et éviter tout accident ultérieur.

Lorsque la vésicule sera isolée du foie et libérée de ses adhérences, il faudra disséquer le canal cystique, car c'est lui qui doit constituer le pédicule de la tumeur enlevée. Cette dissection est souvent difficile à faire, elle est toujours minutieuse à cause des rapports du canal cystique avec le conduit hépatique droit, l'artère cystique et même l'artère hépatique. Le conduit hépatique seul mérite d'attirer l'attention du chirurgien, or il est assez facile à éviter car il est à gauche du canal cystique et distant de lui d'au moins un centimètre.

On lie ensuite le pédicule qui est formé par le canal cystique avec un fil de soie. Langenbuch et H. Morris (2) insistent sur la nécessité d'employer pour cette ligature des fils de soie, la résistance du catgut étant insuffisante. L'incision de la vésicule sera alors faite aux ciseaux entre deux ligatures pour éviter tout écoulement de bile dans la cavité péritonéale.

L'opération pourrait se terminer là, mais il vaut mieux en suivant l'exemple de Langenbuch fermer autant que possible la cavité péritonéale en suturant le péritoine au devant de la surface cruentée.

(1) LANGENBUCH. *Berlin. Klin. Wochens.*, 1882, n° 48, p. 725. Cette observation est rapportée dans la thèse de DENUCÉ, p. 124.
(2) H. MORRIS. *Encycl. de chir.*, *loco. citato.*

La cholécystectomie, on le voit, est une opération assez délicate à faire, mais nullement difficile. Le point important dans toutes les interventions sur la vésicule biliaire est d'éviter l'écoulement de son contenu dans le ventre, or cette condition est plus facile à remplir dans cette opération que dans la cholécystotomie.

D'autre part, le traumatisme opératoire est à peine plus considérable que dans cette dernière opération, et à coup sûr il est insignifiant si on le compare à celui de la moindre intervention abdominale. Le pronostic de la cholécystectomie doit donc dépendre uniquement de l'état général du malade au moment de l'opération, des habitudes chirurgicales de l'opérateur, enfin de la perméabilité du canal cholédoque. Je reviendrai sur ce dernier point au sujet de la discussion.

A priori on pourrait donc conclure en disant que la cholécystectomie est une opération bénigne, au même titre que la cholecystotomie. Nous allons voir si cette manière de voir est justifiée par les statistiques. Une des plus complètes et des plus récentes est due à Courvoisier (1). Il relève 28 cas avec 7 morts ainsi réparties : une par néphrite et 2 par collapsus, mais les 4 autres par péritonite causée une fois par la perforation du canal cholédoque par un calcul, mais les trois autres fois par l'épanchement de bile dans le péritoine. Quoi qu'il en soit, la proportion est de 25 0/0. Il est vrai que ce chiffre paraît exagéré et résulter de l'addition faite de tous les faits connus sans tenir compte des cas, ni de la valeur du chirurgien. D'après Thiriar (2) la mortalité serait de 9,99 0/0. Enfin Langenbuch a fait 13 fois l'opération avec 2 morts ce qui donnerait environ 15 0/0 de mortalité (3).

A quelles causes peut-on attribuer la mortalité plus grande dans cette opération que dans la cholécystotomie? N'est-ce pas au reflux possible de la bile dans les cas où le canal cholédoque

---

(1) L.-G. Courvoisier. Ueber die Chirurgie der Gallenwege. *Corresp. Bl. fur Schw. Aer.*, n° 3, p. 65, 1er février 1888.

(2) Thirar. De la cholécystectomie. 3° *Congrès franç. de chir.*, 1888.

(3) Langenbuch. Ueber Operationen an der Gallenblase. *Berlin Klin. Woch.*, n° 7, p. 118, 1887, 14 février.

n'est pas parfaitement perméable? C'est cette raison principale qui fait rejeter l'opération par L. Tait (1).

Il la qualifie même d'absurde en ce sens qu'il est impossible de justifier une opération qui consiste à extirper un organe simplement parce qu'il renferme des calculs. D'ailleurs le chirurgien anglais nie la formation des calculs dans la vésicule biliaire. Il admet cependant qu'ils s'y accroissent par dépôts successifs de cholestérine à leur surface. C'est pourquoi il nous paraît plus logique d'admettre les conclusions générales de Thiriar sur la cholécystectomie (2) en les modifiant de la façon suivante :

1° La vésicule biliaire est un organe qui n'est pas indispensable à la vie et qui par suite peut être extirpé.

2° Les calculs se forment ou s'accroissent presque toujours dans la vésicule et très rarement dans les canaux cystique et cholédoque.

3° L'opération est simple, peu dangereuse et n'expose pas le malade à avoir une fistule consécutive.

4° Mais il faut savoir qu'elle expose le malade à mourir par péritonite due au reflux de la bile, précisément dans ces cas où la fistule biliaire aurait été à craindre.

C. — CHOLÉCYSTENTÉROSTOMIE

Lorsqu'après la cholécystectomie le passage de la bile dans l'intestin ne se fait pas, ou incomplètement, la bile reflue vers le canal cystique, triomphe de la ligature qui a été faite lorsque sa tension est devenue suffisante, et finalement se répand dans le péritoine. Cet accident n'est pas aussi rare qu'on pourrait le croire, puisque sur 28 cas Courvoisier l'a noté 3 fois. C'est, à notre sens, le plus sérieux argument que l'on puisse invoquer contre la cholecystectomie. Il a la même importance pour ainsi dire que la fistule consécutive et persistante qu'on rencontre après un grand nombre de cholécystotomies. C'est pour remé-

(1) L. TAIT. The surgery of the liver. *Edinburg med. Journ.*, 1889, october, p. 311.
(2) THIRIAR Deux cas de cholécystectomie. *Bull. Acad. méd. de Belgique*, nᵒˢ 1 et 2, 1885.

dier à ces deux inconvénients que la cholécystentérostomie a été imaginée.

En abouchant directement la vésicule biliaire dans l'intestin, on assure l'écoulement de bile dans le tube digestif et on évite la fistule externe.

Je n'insisterai pas ici sur la façon dont l'opération est pratiquée. Il suffira de faire remarquer que l'abouchement de la vésicule biliaire dans une anse d'intestin ne constitue pas une opération à priori beaucoup plus grave que la cholécystotomie. L. Tait qui se pose comme adversaire de la cholécystectomie admet la cholécystentérostomie, et il paraît ne connaître que le cas de Mayo Robson de Leeds (1). D'ailleurs sur les 7 opérations connues qui ont été pratiquées il n'y a eu qu'un cas de mort, celui de Bardenheuer.

Ces quelques considérations me permettent de tirer comme conclusion générale que la cholécystentérostomie est une opération plus complète et plus radicale que ses deux rivales la cholécystotomie et la cholécystectomie et qu'elle ne paraît pas plus grave. C'est pourquoi, à notre sens, le chirurgien devra la substituer à ces deux opérations toutes les fois qu'il en aura l'occasion et qu'il n'existera pas une contre-indication formelle.

Avant d'établir un parallèle entre les trois opérations que nous avons étudiées, nous allons passer rapidement en revue les autres moyens que le chirurgien a à sa disposition pour intervenir sur les voies biliaires.

1° *Ponctions répétées de la vésicule.* — Elles s'adressent aux cas dans lesquels il y a accumulation de liquide dans la vésicule biliaire. Conseillées par Harley (2), par Williet (3) dans les cas d'obstruction du canal cholédoque, elles ne peuvent avoir qu'un rôle absolument palliatif. Cependant, ainsi que le fait remarquer Williet, dans ces cas spéciaux elles remplissent aussi bien les indications que la cholécystotomie qui condamne le malade à une fistule permanente.

Quant à la ponction exploratrice, c'est-à-dire destinée à per-

---

(1) L. TAIT. Surgery of the liver. *Edinburg med. Journ.* October 1889, p. 312.

(2) HARLEY. *Loco citato.*

(3) WILLIET. *Loco citato*, et JAMES, E. PILCHER. Surgery of the liver, *Annals of surgery*, 1887, p. 212-232.

D.   4

mettre l'exploration de la vésicule avec la pointe du trocart ou même celle des canaux cystique et cholédoque, je ne m'y arrêterai pas. Une pareille manœuvre serait aujourd'hui inexcusable, il suffit de la signaler.

2° L'*hépatotomie* consiste à poursuivre l'incision de la vésicule jusque dans l'épaisseur du tissu hépatique pour en extraire les calculs qui ont pu s'infiltrer. Cette opération a été faite la première fois par Knowsley Thornton (1). Il ouvrit la cavité qui contenait les calculs, la vida puis sutura les bords de l'ouverture à la paroi abdominale. C'est en somme la conduite habituelle que tient le chirurgien pour ouvrir un abcès du foie, pour drainer un kyste hydatique, etc.

Cette opération peut avoir ses indications spéciales, elle sera la plupart du temps une simple complication dans le cours d'une cholécystotomie ou cholécystectomie.

L. Tait cite un cas dans lequel il retira ainsi d'un abcès du foie un calcul mesurant plus d'un pouce (2).

3° La *cholélithotripsie* se propose de broyer les calculs biliaires qui sont engagés dans les canaux cystiques et cholédoques pour en faciliter l'extraction.

Je n'ai donc pas en vue le broiement des calculs contenus dans la vésicule biliaire à travers une fistule externe, comme cela s'est pratiqué plusieurs fois.

Cette opération aurait été proposée par Lawson Tait en 1886 et exécutée pour la première fois par Langenbuch dans un cas d'obstruction du canal cholédoque. Il parvint à broyer le calcul à travers les parois du canal, mais sa malade mourut de collapsus. Courvoisier répéta cette opération avec succès (3). Elle peut se faire pendant le cours d'une cholécystotomie ou pour remédier à une fistule persistante quand celle-ci est due à un calcul engagé dans le cholédoque. Dans ce cas L. Tait conseille de faire une nouvelle ouverture à la paroi abdominale,

(I) K. Thornton. The surgical treatment of diseases of the liver. *Brit. med. Journ.*, 1886, II, p. 901.

(2) L. Tait. The surgery of the liver. *Edinburgh med. Journ.*, october 1889, p. 312.

(3) L. G. Courvoisier. Ueber die chirurgie der Gallenwege. *Corresp. Bl. fur Schw. Aerzte*, 1888, fév., n° 3, p. 65, etc.

d'aller à la recherche du corps étranger avec des pinces à mors garnis, puis de l'écraser à travers les parois du conduit (1). Dans plusieurs cas, il est intervenu de cette façon et avec le plus grand succès. Cependant il reconnaît que cette lithotritie est dangeureuse et que c'est elle qui constitue le temps le plus important de l'opération de cholécystotomie pour calcul unique (2).

Malgré les brillants succès de Lawson Tait, nous condamnerons absolument la cholélithotripsie. Assurément il n'y a aucun inconvénient à presser le calcul engagé entre les doigts pour chercher à le repousser dans la vésicule biliaire, mais entre cette manœuvre inoffensive qui a été plusieurs fois employée avec succès, et celle qui consiste à broyer un corps dur à travers des parois minces et fragiles comme celles du canal cholédoque, il y a un abîme. Il est même difficile de concevoir comment une telle proposition a pu être faite.

Un malade chez lequel un calcul sera engagé dans le cholédoque, sera-t-il donc éternellement condamné à avoir une fistule biliaire externe ou à mourir de cholémie. Assurément non. Ce sont ces cas pour lesquels la cholécystentérostomie paraît convenir tout particulièrement. Le calcul est laissé en place dans le canal cholédoque sans qu'on ait à s'en inquiéter, et on rétablit le cours de la bile dans l'intestin au moyen d'une fistule cholécysto-intestinale. Que l'on compare les chances d'une opération réglée, inoffensive quand elle est bien faite, avec celles d'un broiement aveugle qui expose à la déchirure immédiate du conduit, au sphacèle consécutif de ses parois ou tout au moins à leur contusion !

4° *Ligature du canal cystique.* — Cette opération avait seulement été pratiquée sur des animaux en expériences. Zielewicz (3) la fit chez l'homme ; voici dans quelles conditions : Dans un cas de calculs biliaires la vésicule fut trouvée complètement

<hr>

(1) L. TAIT. *Loco citato*, p. 312.

(2) L. TAIT. The surgical treatment of gall stones. *Lancet*, 29 août et 5 septembre 1885.

(3) ZIELEWICZ. Die cholecystotomie mit Unterbindung des ductus cysticus. *Contr. f. Chir.*, n° 13, 1888, p. 225. Rapporté aussi par A. DEPAGE. Chirurgie des voies biliaires. *Journ. de méd., de chir. de Belgique*, n° 9, 5 mai 1859, p. 282.

adhérente, de sorte que son extirpation parut impossible. Il plaça deux ligatures sur le canal cystique qu'il sectionna ensuite entre les deux fils. Enfin il sutura la vésicule incisée à la paroi comme dans la cholécystotomie simple.

Cette opération, d'après son auteur, serait moins grave que la cholécystectomie, car on éviterait la dissection de la vésicule, et elle serait supérieure à la cholécystotomie parce qu'elle n'exposerait pas aux fistules consécutives.

Il nous semblerait plus exact de dire qu'une telle opération présente à la fois les inconvénients de la cholécystectomie et de la cholécystotomie.

Nous avons vu en effet que le principal danger pour la première résidait non dans la dissection de la vésicule, mais dans le reflux possible de la bile, or ce danger existe dans l'opération de Zielewicz. Pour ce qui concerne la cholécystotomie, s'il est vrai qu'on doit éviter une fistule biliaire, on court les risques d'avoir une fistule intarissable donnant du muco-pus, puisque la communication de la vésicule avec l'intestin est à jamais supprimée.

Enfin la ligature du canal cystique ne présente aucun des avantages des deux opérations qu'elle aurait la prétention de remplacer. Elle ne supprime pas un organe comme la cholécystectomie, elle ne permet pas le rétablissement fonctionnel de la vésicule comme la cholécystotomie.

Ces considérations nous paraissent plus que suffisantes pour condamner absolument l'opération de Zielewicz.

Cette longue étude sur les opérations pratiquées sur les voies biliaires nous amène à conclure que trois de ces opérations méritent seules d'être conservées. Elles répondent en effet à tous les cas cliniques et à toutes les lésions observées des voies biliaires. Si on les compare entre elles, elles présentent à peu près la même difficulté d'exécution. Elles sont aussi graves d'après les statistiques connues : En effet Depage (1) donne les chiffres suivants :

99 cholécystotomies avec 17 morts, soit 17 0/0.

(1) A. DEPAGE. *Loco citato.*

38 cholécystectomies avec 9 morts, soit 23 0/0. Enfin nous ajouterons :

7 cholécystentérostomies avec 1 mort, soit 14 0/0.

Ces chiffres donneraient même l'avantage à cette dernière, mais nous savons le peu de cas que l'on doit faire d'une étude statistique.

A notre sens le chirurgien a en son pouvoir trois opérations qu'il doit employer indifféremment suivant les cas qui se présenteront. Voyons à cet égard les règles générales qu'on devra suivre.

Jusqu'à présent les chirurgiens se conformaient à peu d'exceptions près aux préceptes suivants :

1° La cholécystotomie était indiquée pour tous les cas de lithiase biliaire quand il y avait des calculs dans la vésicule, quand ces calculs engagés dans les canaux cystique et cholédoque, pouvaient être répoussés dans la vésicule; enfin dans les cas d'hydropisie, d'empyème de la vésicule.

2° La cholécystectomie était réservée aux cas de lithiase avec calcul enclavé dans le canal cystique, aux cas de dégénérescence cancéreuse des parois de la vésicule, enfin dans certains cas de fistules externes persistantes.

3° La cholécystentérostomie trouvait son indication spéciale dans les cas d'occlusion du canal cholédoque, et aussi dans un cas de fistule biliaire persistante (cas de Mayo Robson).

Ces préceptes doivent être absolument modifiés, du moins à notre sens. En principe l'opération la plus complète et la plus parfaite est la cholécystentérostomie. Comme elle n'est pas plus grave que les deux autres; à priori, elle doit leur être préférée. La question revient donc à reconnaître après la laparotomie, les cas où l'opération pourra être pratiquée.

Nous proposerons donc les règles suivantes par lesquelles la cholécystentérostomie prendra une extension beaucoup plus grande. Elle devient pour ainsi dire l'opération de choix. Ses indications seront :

1° *Tous les cas d'occlusion complète ou incomplète du canal cholédoque ayant amené une dilatation de la vésicule, ou de la rétention biliaire.*

2° *Tous les cas d'hydropisie de la vésicule dus à l'occlusion*

*du canal cystique, qu'on ait ou non reconnu la cause, car alors
ce n'est plus une fistule biliaire externe qui est à craindre, mais
une fistule donnant un écoulement muco-purulent.*

3º *Tous les cas de lithiase biliaire à calculs mutiples, ou à
calcul unique enclavé définitivement dans le canal cystique ou
dans le cholédoque, à la condition toutefois que les parois de
la vésicule ne soient pas trop altérées.*

La cholécystotomie sera réservée aux cas suivants :

1º Lorsque la vésicule sera remplie de pus sans altération
organique de ses parois.

2º Dans les cas de lithiase biliaire à calcul unique et non définitivement enclavé, et lorsque les canaux cystique et cholédoque seront reconnus perméables.

Quelquefois même dans ces conditions éminemment favorables il pourra exister une fistule consécutive. Dans ce cas il ne
faudra pas hésiter à pratiquer la *cholécystentérostomie secondaire.*

Enfin la cholécystectomie se trouvera indiquée toutes les fois
qu'on pourra avoir intérêt à supprimer la vésicule biliaire :

1º Quand ses parois seront dégénérées, ou siège de cancer
primitif des voies biliaires.

2º Quand elles seront altérées par une longue suppuration.

3º Dans certains cas de fistules muco-purulentes consécutives
à la cholécystotomie.

4º Enfin dans certains cas de calculs volumineux enclavés
dans le canal cystique lorsque la vésicule ne contient ni bile ni
muco-pus, et que le calcul se trouvera enlevé avec la tumeur.

Tous les cas connus peuvent rentrer dans une des proposi-
tions précédentes, de telle sorte que le chirurgien n'aura qu'à
modifier son manuel opératoire suivant les circonstances.

VII. — Symptomatologie et contre-indications.

Nous avons vu au chapitre précédent quels sont les cas pathologiques auxquels l'opération de la cholécystentérostomie doit être appliquée. Ces cas offrent-ils des caractères cliniques qui permettent de poser d'avance les indications?

Notre intention n'est pas d'étudier les signes de toutes les affections des voies biliaires, de discuter la valeur diagnostique de tel ou tel symptôme pour arriver à acquérir des notions sur les désordres observés et la nature des lésions. Ces questions ont trouvé place dans des travaux antérieurs. On sait aujourd'hui que pour les tumeurs abdominales la science du diagnostic ne peut fournir qu'une probabilité et jamais une certitude, ce qui suit le prouvera.

Dans presque tous les cas, où, suivant nous, l'opération de la cholécystentérostomie est indiquée, un symptôme est presque constant, c'est la présence d'une tumeur occupant la place normale de la vésicule biliaire. Mais cette tumeur n'est pas spéciale à ces seuls cas, on la rencontre dans d'autres qui sont justiciables d'une opération différente.

Néanmoins ces caractères physiques pourront quelquefois fournir quelques indications au chirurgien.

C'est ainsi qu'une tumeur située dans l'hypochondre droit, dont le volume ne dépassera pas celui du poing ou d'une tête de fœtus, qui sera fluctuante, mobile latéralement, suivra les mouvements du diaphragme pendant la respiration, présentera son point culminant juste au-dessous de l'extrémité externe du dernier cartilage costal droit, sera pédiculisable vers le rebord du foie, enfin dans ses déplacements se portera vers l'ombilic, une telle tumeur indiquera d'abord qu'elle est formée aux dépens de la vésicule, puis que ses parois sont distendues par du liquide et ne sont pas adhérentes aux organes voisins.

Or ces conditions se rencontrent dans tous les cas qui réclament la cholécystentérostomie. Mais il ne faut pas oublier qu'on les rencontre aussi dans la lithiase biliaire avec calcul unique, alors que c'est la cholécystotomie qui est indiquée.

Si au contraire la tumeur biliaire est adhérente et immobile, il sera probable que ses parois seront altérées et dans ce cas la cholécystectomie pourra trouver ses indications.

L'ictère seul n'a pas de valeur diagnostique. S'il s'accompagne de la présence d'une tumeur biliaire, s'il est persistant, si les selles sont décolorées, les urines foncées, s'il existe du prurit cutané, il deviendra un signe important d'occlusion du canal cholédoque. Dans ce cas l'indication est formelle, comme nous l'avons vu.

Les commémoratifs pourront aussi fournir quelques indications utiles sur la cause des accidents observés.

Des coliques hépatiques ou néphritiques antérieures feront penser à la lithiase biliaire. Quant aux autres causes elles pourront à peine être soupçonnées dans certains cas. Cependant des douleurs localisées dans l'hypochondre droit, coïncidant avec l'existence d'une tumeur biliaire; exaspérées par la pression, par les fortes inspirations ; accompagnées de fièvre, feront penser à un empyème de la vésicule, mais il sera impossible d'affirmer le diagnostic.

D'après ce qui précède, on voit qu'à part certains cas précis d'obstruction du canal cholédoque il sera presque toujours impossible de poser les indications formelles de la cholécystentérostomie sans avoir recours à la ponction aspiratrice ou à la laparotomie exploratrice.

Ponction exploratrice. — Je ne citerai que pour mémoire la ponction faite avec un trocart ordinaire. Conseillée par J.-L. Petit, cette ponction devait d'abord renseigner sur la nature du liquide; puis par la canule du trocart, on pouvait avec un stylet explorer la cavité de la vésicule et y découvrir des calculs. Harley a aussi conseillé l'exploration de la vésicule avec la pointe du trocart et même celle du cholédoque !

La ponction aspiratrice avec l'appareil de Potain ou de Dieulafoy est seule usitée aujourd'hui dans la chirurgie de l'abdomen. Je la crois mauvaise en me plaçant à un point de vue général, et détestable dans ce cas particulier.

En effet le chirurgien se trouve devant une vésicule distendue, c'est-à-dire siège d'une lésion qui nécessitera la plupart
du temps une opération ultérieure. Quel renseignement lui four-
nira sa ponction en lui apprenant que cette même vésicule renferme du pus, de la bile, ou du mucus. Pourra-t-il découvrir
la cause des désordres observés, poser les indications de son
opération ? Assurément non. La ponction sera donc complètement inutile, bien plus elle sera dangereuse. Elle exposera à un
suintement dans la cavité péritonéale du liquide contenu dans
la vésicule. Or dans tous ces cas ce liquide pourra déterminer
les accidents les plus graves ; nous avons vu que la bile est
toxique, nous savons que le pus est septique et que le mucus est
presque toujours mélangé de pus. Dans aucun cas donc il ne
faudra ponctionner une vésicule distendue. Si le temps presse, si
la rupture est à craindre, on devra opérer sur-le-champ, *l'opération est moins dangereuse que la ponction.*

Laparotomie exploratrice. — Il y a quelques années encore
on pouvait discuter sur l'opportunité d'ouvrir le ventre alors
que le diagnostic était douteux. Aujourd'hui une pareille pratique est passée dans les mœurs chirurgicales et chaque année
un nombre considérable de malades peut bénéficier de la méthode.

L'incision de la paroi abdominale et l'exploration de la cavité
péritonéale ne présente en elle-même aucune gravité. Je l'ai
vue pratiquer un grand nombre de fois par mes maîtres
MM. Lucas-Championnière, Monod et Terrier, jamais il n'en est
résulté le moindre accident. Lawson Tait a pratiqué 17 laparo-
tomies exploratrices pour affections du foie et des voies biliaires
de nature indéterminée, et il n'a eu qu'une mort. Il s'agissait
d'un cas de tumeur du foie (1).

La laparotomié exploratrice n'est donc pas dangereuse si le
chirurgien se trouve dans la nécessité de ne pas intervenir. Dans
le cas contraire elle devient le premier temps de l'opération.

Quant à son utilité, elle sera encore moins contestable. Assurément on peut rencontrer des tumeurs de nature indéterminée

(1) LAWSON TAIT. Surgery of the liver. *Edinburgh med. Journ.*, octobre 1889,
p. 316.

dont le siège précis et le point de départ ne peuvent être reconnus ; mais la plupart du temps la vue et le toucher permettront
de reconnaitre les cas auxquels on aura affaire. D'ailleurs ne
suffit-il pas d'établir l'opportunité de l'opération ou ses contre-
indications ! Dans l'observation de M. Terrier (1) il fut très
facile de reconnaître l'obstruction du canal cholédoque, mais
on ne put préciser la cause de cette obstruction. Cependant
l'indication était formelle. Les observations de Winiwarter,
Manastyrki, Kappeler, Socin, Bardenheuer sont autant de faits
semblables.

C'est pourquoi on devra avoir recours à la laparotomie
exploratrice chaque fois qu'il existera dans l'esprit ne fût-ce
qu'un doute sur la possibilité d'une lésion opérable, soit du foie,
soit des voies biliaires.

Le ventre une fois ouvert, il sera facile de poser l'indication
de l'opération que l'on devra faire. Nous reviendrons sur ce
point quand nous traiterons de l'exploration.

Contre-indications. — Ce qui précède démontre que les indications de la cholécystentérostomie ne sont autres que celles de la
laparotomie exploratrice, puisque cette dernière n'est en somme
que le premier temps de l'opération elle-même. Pour les contre-
indications on pourrait distinguer celles de la laparotomie exploratrice, puis celles de l'opération elle-même lorsque le ventre
sera ouvert. Nous examinerons les premières seulement. Les
autres dépendront de l'étendue et de la nature des lésions
observées.

Tous les auteurs qui se sont occupés de la chirurgie des voies
biliaires sont unanimes pour reconnaître que l'opération doit
être pratiquée le plus tôt possible avant que le malade ne soit
trop affaibli. Un mauvais état général serait donc une contre-
indication. Cette opinion vient encore d'être soutenue tout
récemment par Ricketts (2). Il ne faut pas, à ce point de vue,
être trop exclusif. Il est certain que plus on opérera de bonne
heure moins l'opération aura de rétentissement sur l'organisme
et plus les chances de succès deviendront grandes. Mais on ne

(1) Voir Obs. VII.

(2) RICKETTS (E.). *Cincinnati Lancet Clinic,* n s., vol. XXII, 25 mai 1889,
p. 589.

doit pas perdre de vue que les opérations pratiquées sur les voies biliaires, la plupart du temps, constituent des traumatismes légers, que par conséquent le malade sera à l'abri du choc opératoire. Peu importe alors que le malade soit affaibli, s'il peut supporter le sommeil chloroformique pendant trois quart d'heure il aura de grandes chances de supporter l'opération de la cholécystentérostomie. La malade de M. Terrier est du reste un exemple frappant à l'appui de cette opinion. Le jour de son opération elle était mourante.

Nous ne considérerons donc pas comme contre-indication l'épuisement du malade. Ce sera seulement une condition moins bonne de succès.

VIII. — Incision.

On a proposé un grand nombre d'incisions pour atteindre facilement les voies biliaires. Avant de faire un choix il me semble indispensable de rappeler quelles sont les conditions que doit remplir l'incision de la paroi abdominale pour pratiquer la cholécystentérostomie.

Elle doit d'abord être pratiquée dans une région occupée normalement par les organes sur lesquels il faut opérer. C'est en effet sur une portion de l'intestin, située à l'état normal autour de la vésicule du fiel, qu'on fera l'anastamose. On permettra ainsi le retrait de la vésicule et on ne s'exposera pas aux flexions qu'elle pourrait déterminer en se rétractant, et en attirant avec elle une anse d'intestin plus ou moins éloignée.

Ensuite cette incision doit être suffisamment longue pour permettre une exploration facile de la cavité abdominale. Sous ce rapport il faut pouvoir y *introduire la main.* Une grande incision facilitera encore les manœuvres qu'on devra exécuter sur l'intestin et la vésicule, et surtout elle permettra d'attirer ces organes hors du ventre et de rendre ainsi l'opération complètement extra-péritonéale. Je rejetterai donc les petites incisions préconisées par Lawson Tait et la plupart des auteurs anglais et américains. Elles compliqueraient énormément l'opération pour ne procurer aucun avantage sérieux. Qu'importe en effet que la séreuse soit ouverte dans une étendue de 5 cent. ou de 15 cent., quand on *est sûr de son aide et de son antisepsie !*

Mais là n'est pas le seul inconvénient des petites incisions. Dans des recherches que j'ai faites sur le cadavre, j'ai pu me convaincre de l'impossibilité d'anastomoser la vésicule biliaire normale dans le duodénum en pratiquant une incision de 6 cent. soit sur la ligne médiane, soit sur le bord externe du muscle droit. Dans le premier cas, on ne peut attirer la vésicule à travers la plaie, dans le second il est impossible d'y amener le duodénum. Pour que l'opération soit possible, il faut donner 10 cent. au minimum sur la ligne médiane et près de 15 cent. sur le bord externe du muscle droit. Nous verrons tout à l'heure les raisons de cette différence. Il s'agit bien entendu d'une vésicule normale, c'est-à-dire fort peu mobilisable sur le foie.

Nous allons maintenant passer en revue les différentes incisions qui ont été pratiquées ou proposées. Nous les avons toutes exécutées sur le cadavre de façon à nous faire une opinion. Quatre d'entre elles méritent seules d'être mentionnées.

1° *Incision médiane au-dessus de l'ombilic.* — C'est l'incision par excellence, celle qui expose le moins aux hémorrhagies et aux éventrations consécutives, enfin celle qui rend l'exploration la plus facile. Chez les enfants surtout elle serait indiquée parce que chez eux le foie se trouve considérablement abaissé (1). Elle a un autre avantage, c'est d'ouvrir la cavité péritonéale presqu'au niveau de la première portion du duodénum. Dans toutes les incisions médianes que nous avons pratiquées nous n'avons jamais trouvé le duodénum au delà de 2 centimètres du plan médian. Toujours il nous a été très facile de l'attirer dans l'ouverture et de l'y faire maintenir pendant que la vésicule y était amenée à son tour.

On pourrait faire à cette incision le reproche d'être trop éloignée de la vésicule. Lorsque cet organe est fixé par des adhérences il sera sans doute impossible de l'amener sur la ligne médiane. Enfin si au cours de l'opération le chirurgien décide de faire la cholécystotomie ou la cholécystectomie il pourra se trouver gêné. Nous répondrons que ces deux opérations peuvent s'exécuter par une incision médiane (cas nombreux de L. Tait et de Brown) et que si le chirurgien se trouvait gêné il aurait toujours la ressource de faire partir de l'extrémité inférieure de son incision une deuxième transversale intéressant le muscle droit.

2° *Incision sur le bord externe du muscle droit.* — On sait qu'à l'état normal la vésicule répond au bord externe du muscle droit.

(1) VINCENT. De la cholécystotomie chez les enfants. 3ᵉ *Cong. franç. de chirur.*, 1888.

Il était donc logique d'y faire porter l'incision quand on voulait découvrir la vésicule. D'après Lawson Tait (1) le point de repère serait l'encoche qui existe normalement sur le bord tranchant du foie. Cette encoche loge la vésicule biliaire et est presque toujours accessible à la palpation.

Il est certain que cette incision découvre à coup sûr la vésicule biliaire qui vient pour ainsi dire d'elle-même entre les lèvres de la plaie, mais le duodénum est profondément situé, peu mobile, quelquefois même il est difficile à reconnaître. En tous cas il est toujours difficile de l'amener dans la plaie sans lui faire subir des tractions parfois très énergiques. Et encore dans ces conditions arrive-t-il sous les yeux du chirurgien étiré, difficile à maintenir, à explorer, enfin à traiter comme il convient de le faire. Cette difficulté d'amener le duodénum dans la plaie nécessite des incisions très longues pour que l'on puisse agir.

Il est vrai de dire que ces inconvénients disparaissent si au lieu d'aboucher la vésicule dans le duodénum on crée l'anastomose dans le côlon ou une partie quelconque de l'intestin grêle.

3° *Incision parallèle au rebord des fausses côtes.* — Cette incision, pratiquée par Bœckel, Mayo Robson et d'autres, doit atteindre la ligne médiane. Elle donne beaucoup de jour contrairement à l'opinion de Denucé, et surtout elle favorise le rapprochement de la vésicule biliaire et du duodénum et rend l'opération facile. L'exploration au contraire est assez difficile si on n'a pas soin de prolonger l'incision jusqu'à la ligne médiane.

Il est vrai qu'à côté de ces avantages elle présente le grave inconvénient de sectionner en travers les muscles de la paroi abdominale, de couper un grand nombre de vaisseaux musculaires, enfin de se prêter moins bien à la cicatrisation et par suite d'exposer le malade aux éventrations à cause de la direction des fibres musculaires sectionnées.

4° *Incision sur la tumeur.* — La tumeur est le seul guide que

(1) LAWSON TAIT. The surgical treatment of gall-stones. *Lancet,* 29 août et 6 septembre 1885.

doive suivre le chirurgien (Hoffmokl, Kappeler, etc.). Il doit la mettre à découvert dans sa partie la plus saillante en suivant son grand axe. Or, la vésicule distendue, d'après J. Taylor (1) répond à une ligne oblique qu'on ferait partir du cartilage de la 10ᵉ côte droite pour se diriger du côté opposé de l'abdomen en passant un peu au-dessous de l'ombilic. L'incision faite sur la tumeur devra donc suivre la direction de cette ligne.

C'est en nous fondant sur cette donnée que nous avons pratiqué l'incision sur le cadavre. Nous sommes toujours arrivé au-dessous de la vésicule et avons été extrêmement gêné pendant l'opération. En outre cette incision présente les mêmes inconvénients que la précédente. Nous la rejetterons donc absolument, c'est la plus mauvaise de toutes. D'ailleurs en supposant la vésicule énormément distendue, elle éloignerait considérablement du duodénum, la fistule ne serait plus possible qu'entre la vésicule et le gros intestin ou une anse indéterminée de l'intestin grêle.

Nous citerons seulement pour mémoire l'incision en double volet (Bardenheuer) ou à volet unique. Nous avons vu plus haut dans quels cas on pouvait avoir recours à une incision angulaire.

Nous conclurons donc de ce qui précède que trois incisions méritent seules d'être conservées, et que parmi ces incisions la médiane, modifiée si c'est nécessaire comme nous l'avons dit, pourra répondre à toutes les indications. Nous n'hésitons donc pas à lui donner la préférence.

(1) JOHN TAYLOR. Note on the value of the diagonal line in the diagnosis of distension of the gall bladder *Brit. med. Journal.*, avril 1885, p. 737.

IX. — Choix de l'anse d'intestin.

Nous avons vu d'après les rapports de la vésicule biliaire qu'elle pouvait être suturée presqu'indifféremment à l'angle du côlon, à l'intestin grêle et au duodénum. Chacune de ces portions de l'intestin a été choisie, tantôt c'était la facilité plus grande de l'opération, tantôt les adhérences de la vésicule, ses modifications qui guidaient le chirurgien. Aucune règle fixe n'a été suivie.

A priori, en se rapportant aux considérations physiologiques que nous avons données on devrait toujours donner la préférence au duodénum. Mais on a enregistré des succès lorsque la fistule avait été créée dans le côlon et dans l'intestin grêle.

Williet (1) se déclare même partisan du côlon. C'est à lui qu'il donnerait la préférence pour établir la fistule. Il choisirait l'angle que fait le côlon ascendant avec le côlon transverse. En effet cette partie du gros intestin répond à la ligne d'incision et se trouve accolée à la vésicule biliaire, tandis que le duodénum est profondément situé, caché par le foie, fort peu mobile. Quant aux arguments physiologiques, ils tombent devant ce fait que dans les cas d'obstruction ancienne on trouve au microscope une atrophie marquée des cellules hépatiques. Par conséquent pourquoi chercherait-on à faire arriver le produit altéré de la sécrétion hépatique dans une partie de l'intestin plutôt que dans une autre ? Le seul but qu'on doit se proposer c'est d'éviter la fistule externe. D'ailleurs on a trouvé à l'autopsie d'une cancéreuse une ancienne fistule établie entre la vésicule et le côlon, et jamais cette femme n'avait présenté de troubles du côté du foie.

(1) A. WILLIET. *Brit. med. Journ.*, II, 1886, p. 903, et J. E. PILCHER. Surgery of the liver. *Annals of surgery*, 1887, p. 212-232.

Je ne saurais souscrire à une pareille argumentation. Si les lésions du foie se rencontrent dans certains cas d'obstructions anciennes, il n'en est pas moins vrai qu'elles n'existent pas dans les occlusions de date récente, dans les cas de calculs biliaires, lorsque la lithiase biliaire n'est pas très ancienne, etc. D'autre part, rien ne prouve que la lésion cellulaire est irrémédiable et que la sécrétion normale de la bile ne pourra être rétablie lorsque le cours de ce liquide sera assuré vers l'intestin. Le succès obtenu par Mayo Robson n'est pas une preuve suffisante. Ainsi que le fait remarquer G. Harley (1), la coloration des fèces chez cette malade ne prouve pas que les fonctions normales de la bile étaient accomplies. En outre ce fait qu'elle ne maigrissait pas n'est pas une preuve que la bile agissait comme à l'état normal. Ne sait-on pas en effet que pour empêcher de maigrir un chien atteint de fistule biliaire, il suffit d'augmenter la quantité de sa nourriture ?

Il est une objection d'un autre ordre d'idées qu'on pourrait faire à l'établissement de la fistule dans le côlon. Ne pourrait-on pas craindre en effet l'infection de la cavité de la vésicule par les microbes contenus dans cette portion de l'intestin. A ce sujet nous rappellerons l'opinion de M. Bouchard.

On sait depuis les travaux de Chauveau et de Watson-Cheyne que les microbes sont d'autant plus nuisibles qu'ils sont plus nombreux. C'est ainsi qu'un petit nombre de bacilles de la septicémie des souris ne donne rien aux cobayes. Une quantité modérée de ces bacilles ne donne à ce même animal qu'un abcès local. Une plus grande quantité amène rapidement la mort sans qu'aucune lésion locale ait eu le temps de s'effectuer. On pourrait varier les exemples en citant la plupart des microbes connus (2).

On peut donc conclure de ce qui précède qu'un milieu quelconque peut d'autant mieux devenir le point de départ d'une infection soit locale soit générale, qu'il sera plus riche en microbes.

Or, continue M. Bouchard, le tube digestif est la partie du

(1) G. HARLEY. Reports of the royal medical and chirurgical Society. *Brit. med. Journ.*, 30 novembre 1889, p. 1218.

(2) BOUCHARD. *Thérapeutique des maladies infectieuses*, 1889, p. 21 et suivantes.

corps où se trouve le plus de microbes. Quelques espèces ne sont que de passage dans l'intestin, d'autres espèces nombreuses l'habitent d'une façon continue. Les microbes sont en petite quantité dans l'estomac, il y en a beaucoup plus dans l'intestin grêle, mais c'est dans le gros intestin qu'il en existe une quantité énorme, on peut les évaluer parfois au tiers de la masse totale du contenu de cet intestin (1).

Aboucher la vésicule biliaire dans le gros intestin n'est-ce pas s'exposer à l'infection de la ligne de réunion des deux boutonnières, ce qui pourrait avoir pour résultat la formation d'un abcès intra-péritonéal. En outre les microbes de l'intestin ne pourraient-ils pas envahir la vésicule et consécutivement le foie par l'intermédiaire des canalicules biliaires ou par les réseaux lymphatiques ?

Le malade de Winiwarter est à notre sens la démonstration vivante de ce fait. On tente chez lui l'établissement d'une fistule biliaire dans le côlon ; la région s'infecte par les microbes du contenu de l'intestin et consécutivement toutes les interventions tentées sur ce malade et dans cette région infectée s'accompagnent d'accidents septiques (2).

Il faut donc rejeter absolument l'anastomose avec le côlon et d'après ce qui précède adopter pour règle : *se rapprocher autant que possible de l'estomac, et choisir si on le peut le duodénum.*

On a reproché à cette portion de l'intestin d'être peu mobile, d'être profondément située, enfin d'être difficilement accessible. Tout cela est vrai si on fait l'incision sur le bord externe du muscle droit ou parallèlement aux fausses côtes, mais si on fait l'incision médiane sus-ombilicale telle que l'a faite M. Terrier, toutes ces difficultés disparaissent. Nous avons dit que le duodénum était au plus disant de 2 centimètres de la ligne médiane. Quoi de plus facile alors que de le trouver en suivant l'estomac jusqu'au pylore ?

Quant à sa mobilité, les auteurs classiques nous apprennent

(1) BOUCHARD. *Loco citato*, p. 269.

(2) Cette interprétation n'est pas celle donnée par Winiwarter qui serait tenté d'attribuer ces accidents à ce que son malade avait le sang tourné !! Voir obs. I.

que la première portion du duodénum ou portion hépatique est seule mobile, les deux autres sont fixes. Ce qu'il y a de certain, c'est qu'en saisissant le pylore entre deux doigts et en l'attirant à travers la plaie on amène ainsi une portion d'intestin qui mesure, suivant les sujets que nous avons examinés, de 4 à 6 centimètres de longueur. Presque toujours en faisant cette petite manœuvre nous avons rencontré des tractus lamelleux qui s'étendaient de cette portion du duodénum à la vésicule biliaire. Ces petits replis péritonéaux existent-ils normalement, ont-ils au contraire une origine pathologique ? C'est ce que nous ne saurions dire. Leur existence très fréquente (5 fois sur 7 sujets) pourrait peut-être renseigner sur la situation de la vésicule du fiel. Mais cet organe n'est nullement difficile à trouver, elle est presque sous la main. Nous ne croyons donc pas devoir insister plus longtemps sur ce petit détail anatomique.

Les quelques détails qui précèdent prouvent donc qu'il est possible à l'état normal d'aboucher la vésicule biliaire dans le duodénum, mais à la condition de faire l'incision médiane. Quand la vésicule est simplement dilatée l'opération n'est que plus facile. Mais lorsque, en même temps qu'elle est distendue, la vésicule adhère aux organes voisins, il peut devenir impossible de la rapprocher du duodénum. Dans ce cas on devra faire l'anastomose dans une anse quelconque de l'intestin grêle, aussi près que possible du duodénum. Malhéureusement on ne saura jamais exactement à quelle anse d'intestin grêle on aura affaire.

Pour ce qui concerne l'intestin grêle, une seule règle nous paraît devoir être suivie, c'est de choisir une anse d'intestin qui se trouve normalement auprès de la vésicule, et qui puisse en être rapprochée sans déterminer de coudure.

X. — Anastomose de la vésicule avec l'intestin.

J'aborde maintenant le temps le plus important de l'opération, celui qui a le plus préoccupé les chirurgiens. C'est qu'en effet le problème est le suivant : aboucher ensemble deux organes qui renferment dans leur cavité un liquide septique sans infecter le péritoine.

Nous ne reviendrons pas sur les procédés conseillés par Harley et par Gaston ; ils ont suffisamment été décrits plus haut. D'ailleurs à notre avis ils n'ont qu'une valeur absolument historique. Le procédé employé successivement par Monastyrki, Kappeler, Socin et qui n'est en somme qu'une modification de celui proposé par Colzi, nous paraît au contraire devoir être étudié avec soin. Il en sera de même de celui de notre cher maître M. Terrier.

Avant de décrire ces deux modes d'anastomose, il convient d'abord d'indiquer comment la vésicule biliaire et l'intestin doivent être traités lorsque l'abdomen a été ouvert.

Traitement de la vésicule. — Presque toujours la vésicule sera distendue par du liquide, moins souvent elle contiendra dans son intérieur de la bile et des calculs biliaires. Dans tous les cas son contenu sera septique et constituera une menace pour le péritoine. Pour en éviter sûrement l'infection, il faudra rendre l'opération extra-péritonéale en attirant hors du ventre les organes, et en abritant au moyen de compresses bouillies, la cavité péritonéale. La vésicule sera donc autant que possible attirée dans la plaie, entourée de compresses, puis, ces précautions prises, on la débarrassera de son contenu. Pour cela deux méthodes peuvent être suivies, la ponction et l'incision.

La ponction se fera au moyen d'un appareil aspirateur. On pourra ainsi vider complètement la vésicule si elle renferme de la bile ou du mucus fluide; les parois reviendront sur elles-mêmes et rien ne sera plus simple que de fermer momentané-ment avec une pince à pression, comme l'a fait M. Terrier, ou au moyen de deux petits points de suture de Lembert entre-croisés, le petit orifice laissé par le trocart. Cette ponction a l'avantage de laisser le chirurgien absolument libre pour faire sa communication entre les deux organes. Il pourra mettre en contact la vésicule ainsi vidée avec l'anse d'intestin ; choisir l'endroit où il voudra établir l'anastomose sans être obligé de tenir compte du lieu où aura porté la ponction. Assurément on pourrait objecter à cette ponction aspiratrice de ne pas permet-tre l'exploration de la vésicule ni le cathétérisme des canaux cystique et cholédoque. Mais cette exploration de la cavité de la vésicule est-elle bien utile, et pourra-t-elle fournir des indi-cations beaucoup plus précises que le feront les doigts en pres-sant ses parois, en explorant les canaux cystique et cholédoque? Nous ne le pensons pas.

Il est un reproche plus grave que l'on peut adresser à la ponction aspiratrice, c'est d'être incapable d'évacuer le contenu de la vesicule lorsqu'elle renferme du muco-pus et des calculs biliaires. Dans ce cas on sera obligé de recourir à la seconde méthode, l'incision, car il importe absolument que l'organe soit complètement vide avant de faire les points de suture.

L'incision évacuatrice devra se faire dans le point de la vési-cule biliaire où l'on voudra établir la fistule.

. Le chirurgien n'aura le choix qu'entre la face postérieure de l'organe ou son fond. Il devra choisir le fond à cause de sa mo-bilité plus grande et de la facilité plus grande aussi pour l'appli-cation des points de suture. Cette incision de la vésicule devra donc être pratiquée transversalement sur le fond, et être faite d'emblée assez grande pour permettre l'évacuation facile du contenu, puis l'exploration avec le doigt. Cette incision devra mesurer au minimum 15 millim. Les liquides s'écouleront facile-ment d'eux-mêmes ; quant aux calculs, aux concrétions ou autres corps étrangers, on pourra facilement les extraire avec le doigt ou une curette. Enfin on pourra terminer l'évacuation de la vésicule par un nettoyage de sa cavité avec une petite éponge montée imbibée d'une solution antiseptique.

C'est alors seulement qu'on pourra sans trop de danger, employer une bougie en gomme préalablement stérilisée pour explorer les canaux cystique et cholédoque. Nous reviendrons plus tard sur cette exploration, qui nous paraît absolument inutile.

Traitement de l'intestin. — L'intestin contient lui aussi des matières toxiques et une quantité considérable de microbes. Il faudra donc s'opposer absolument à l'écoulement de son contenu dans le péritoine. Les mêmes précautions préliminaires devront être prises que pour la vésicule. On attirera l'anse intestinale hors du ventre et on l'entourera de compresses bouillies. Avec les doigts on fera glisser le contenu intestinal de façon à vider aussi complètement que possible l'anse dans l'endroit où on aura décidé de faire la fistule. Puis on confiera cette anse aux doigts de l'aide qui sera chargé d'empêcher le retour des matières dans cette portion du tube intestinal. Dans aucun cas on ne devra passer deux anses de fil sous l'intestin à travers le mésentère pour maintenir soulevée la partie d'intestin sur laquelle on doit opérer. Cette manœuvre est inutile et elle peut n'être pas exempte d'inconvénients.

S'il s'agit du duodénum, cette manœuvre est des plus simples, l'aide saisit avec deux doigts le pylore qu'il reconnaît facilement à la petite dépression circulaire qu'on trouve à l'union de l'intestin et de l'estomac, puis l'attire doucement en haut à travers la plaie. La première portion du duodénum se tend, devient rectiligne et verticale et se vide pour ainsi dire d'elle-même. En tous cas une simple pression exercée avec deux doigts suffira pour s'assurer de sa vacuité.

La vésicule et l'intestin une fois préparés comme il vient d'être dit, le chirurgien n'aura plus qu'à les unir ensemble puis à établir une communication entre eux en employant l'un des deux procédés suivants :

1° *Procédé de M. Terrier.* — On pourrait le définir : *procédé à un seul rang de sutures séreuses.* Il consiste à circonscrire un petit espace au moyen d'une rangée circulaire de sutures unissant entre elles les séreuses de la vésicule et du duodénum, puis d'établir une communication entre ces deux organes, dans l'espace laissé libre entre les sutures séreuses.

Pour cela la vésicule est maintenue au contact de la première portion du duodénum de telle façon que sa face inférieure réponde à la face antéro-supérieure de l'intestin. On fait alors les points de suture qui sont au nombre de dix. Huit sont placés sur deux rangées antéro-postérieures de façon à laisser entre ces deux rangées un espace suffisant pour pratiquer la communication, les deux autres sont disposés en bourse aux deux extrémités de cet espace de façon à le fermer complètement.

C'est par un de ces deux fils qu'il faut commencer les sutures. On le disposera comme un cordon de bourse entre les parties correspondantes de la vésicule et du duodénum. L'aiguille pénétrera d'abord dans l'intestin sous la séreuse, dans la musculeuse, *sans intéresser la muqueuse*, cheminera ainsi pendant quelques millimètres, sortira alors pour pénétrer encore une fois quelques millimètres plus loin dans les mêmes parois intestinales. Elle sera ensuite conduite de la même façon dans l'épaisseur des parois de la vésicule. Les deux chefs du fil ainsi placé seront situés sur une des faces latérales des deux organes accolés l'un à l'autre, et l'on pourra facilement les y nouer lorsque le moment sera venu.

D'ailleurs la figure 1 montre parfaitement la disposition de ce fil en bourse.

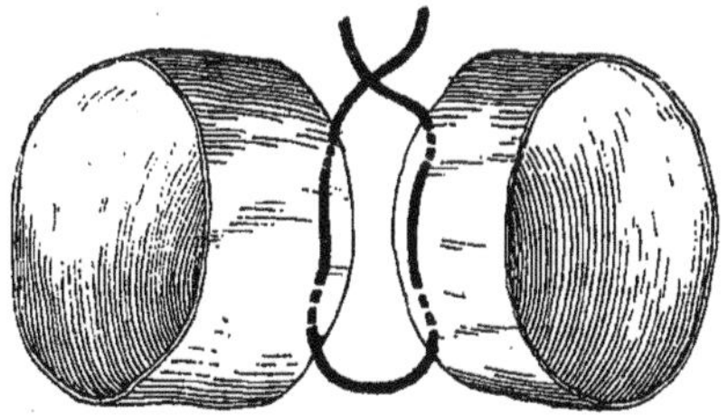

FIG. 1

Au-dessus de ce premier point on place sur deux rangs les huit points latéraux de telle sorte qu'ils se répondent quatre par quatre.

Chaque fil après avoir pénétré dans l'épaisseur de la paroi

intestinale ressort à une petite distance (1 centimètre environ),
puis pénètre de nouveau dans la paroi de l'intestin pour en ressortir après un trajet de 8 à 10 millimètres, toujours sans la
traverser. Le même fil traverse encore deux fois mais non complètement les tuniques de la vésicule biliaire, comme il l'a fait
pour les parois intestinales.

La figure 2 rend bien compte de cette disposition schématique et permet de concevoir facilement qu'en serrant les fils
ils adosseront extérieurement, suivant deux lignes longitudinales, les parois de la vésicule et du duodénum.

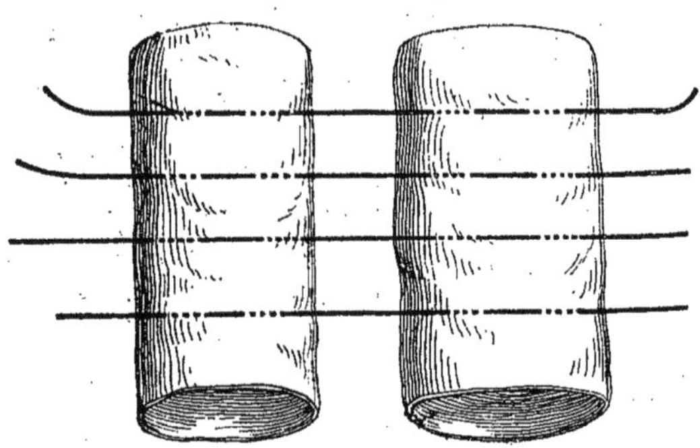

Fig. 2

Mais pratiquement on ne saurait placer les fils de cette façon
car en fermant l'anse de chacun, on ferait disparaître l'espace
que l'on doit réserver entre les deux rangées de points de sutures. En outre on sectionnerait forcément un ou deux fils en établissant la communication. Il faudra donc mettre 4 fils de chaque côté ainsi que l'indique la figure schématique suivante.

Lorsque les huit points latéraux seront placés, on disposera
au-dessus un dernier point en bourse en tout semblable au premier point.

A mesure que ces 10 fils seront placés on saisira méthodiquement leurs extrémités avec des pinces à pression de façon à ne
pas les perdre et à les bien reconnaître.

Le premier point en bourse est d'abord serré et les chefs du
fil coupés au ras du nœud. On serre ensuite les points latéraux.
A ce moment l'espace réservé entre les deux rangées de sutures

latérales n'est plus acccessible que par l'extrémité où il reste un fil en bourse à nouer.

Par cet endroit on glisse une pince à disséquer dont les branches en s'écartant éloignent l'un de l'autre les deux rangs de sutures latérales. On peut alors établir une communication

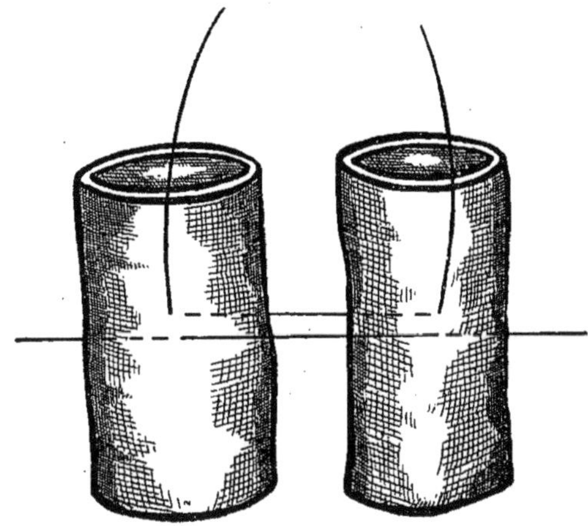

FIG. 3 (1)

entre les deux organes. Pour cela il suffit de ponctionner avec un bistouri à lame étroite d'abord la vésicule puis l'intestin.

Cette ponction de la vésicule doit être surveillée, car il pourrait s'écouler quelques gouttes de bile dans le péritoine, il faut avoir bien soin de l'entourer d'éponges montées. La ponction du duodénum doit correspondre à celle de la vésicule.

Dès que les organes sont ouverts, pour maintenir la communication cholécysto-intestinale, M. Terrier fait pénétrer d'abord dans la vésicule puis dans l'intestin un drain en caoutchouc long de 4 à 5 centimètres et large de 4 à 5 millimètres. Ce drain doit remplir la double ouverture faite d'une part à la vésicule et d'autre part au duodénum. Son rôle sera transitoire, il sera expulsé ensuite dans les garde-robes.

(1) Cette figure que je dois, ainsi que celles qui suivent, à l'extrême obligeance de mon collègue et ami le Dr Péraire, ne rend malheureusement pas bien compte de la façon dont on doit placer les points latéraux.

Lorsque ce drain est en place, il suffit de serrer le point en bourse pour que la fistule soit complètement entourée d'un rang circulaire de sutures séreuses.

2° *Procédé de Colzi*, employé par Monastyrki, Kappeler, Socin. Je le désignerai sous le nom de *procédé des deux boutonnières* réunies par deux rangs de sutures:

J'ai répété ce procédé sur le sujet. Il est d'une exécution relativement facile et présente toute la sécurité désirable. Je le décrirai donc d'après le résultat de mes recherches personnelles.

On pratiquera sur le fond de la vésicule biliaire une incision transversale d'une longueur de 15 millimètres. Cette incision aura pour résultat de créer une boutonnière transversale présentant par conséquent une lèvre antérieure et une lèvre postérieure. Une incision de même longueur exactement sera pratiquée sur l'intestin pour que la boutonnière qui en résultera corresponde exactement *comme longueur* et *comme direction* à la boutonnière de la vésicule. Elle aura donc comme elle une lèvre antérieure et une lèvre postérieure.

Il s'agit maintenant pour établir la fistule d'unir entre elles les deux lèvres postérieures puis les deux lèvres antérieures. Pour cela 4 rangées de sutures sont nécessaires, chaque rangée doit comprendre de 5 à 7 fils de fin catgut ou de soie fine ; on pourra employer indifféremment une aiguille ordinaire ou une fine aiguille de Reverdin.

Pour unir les deux lèvres postérieures on fait d'abord une première rangée de sutures séreuses. Chaque fil sera conduit perpendiculairement à la boutonnière, il pénétrera d'abord dans l'épaisseur des tuniques intestinales sans atteindre la muqueuse à 4 ou 5 millim. en arrière du bord libre de la boutonnière, puis il ressortira 4 ou 5 millim. plus loin, pour être conduit de la même façon dans l'épaisseur des tuniques de la vésicule à 4 ou 5 millim. en arrière du bord libre de la boutonnière ; 5 ou 6 fils seront placés de cette façon de telle sorte que lorsqu'ils seront serrés les séreuses de la vésicule et de l'intestin seront accolées ensemble sur une étendue de 4 à 5 millim. à 4 ou 5 millim. des deux bords libres des lèvres postérieures. La figure 4 montre la disposition schématique de ces fils qui ont été placés avant que les deux boutonnières aient été pratiquées.

Lorsque les fils de ce premier rang de suture seront serrés, on passera au deuxième rang ayant pour but d'unir entre elles les deux muqueuses au niveau du bord libre des deux lèvres postérieures. Pour cela il suffira de traverser complètement les deux lèvres postérieures avec le fil à 1 ou 2 millim. du bord libre, puis de le nouer, 6 fils seront ainsi placés. On obtiendrait

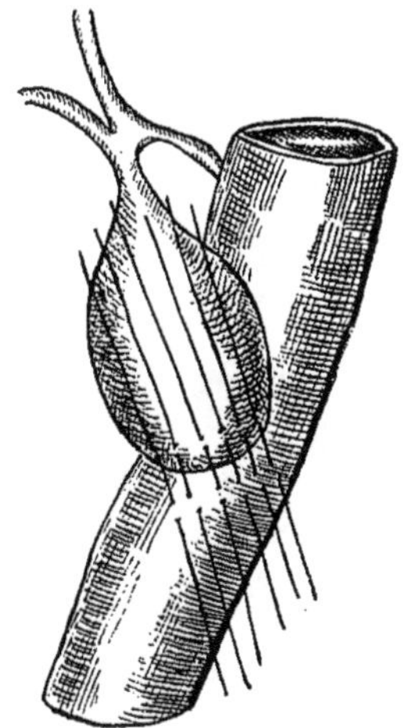

FIG. 4.

exactement le même résultat en faisant une suture à surjet qu'on arrêterait au niveau des angles. Pour bien fermer l'orifice à cet endroit, il faudra y placer un fil unissant les deux muqueuses. La figure 5 montre nettement la façon dont on doit faire ce deuxième rang de suture.

Les deux lèvres postérieures sont donc unies entre elles au moyen de deux rangs de sutures, l'un unissant seulement les séreuses, le second suturant entre elles les muqueuses. Les deux lèvres antérieures devront être unies de la même façon mais ici le premier rang qu'on appliquera sera celui des sutures mu-queuses.

Chacun de ces points de suture sera fait en traversant à 1 ou 2 millim. de son bord libre la lèvre antérieure de l'intestin de dehors en dedans. Le fil sera ensuite passé de la même façon, à travers les parois de la vésicule, mais de dedans en dehors, de telle sorte qu'en nouant les fils extérieurement, les muqueuses se trouveront réunies.

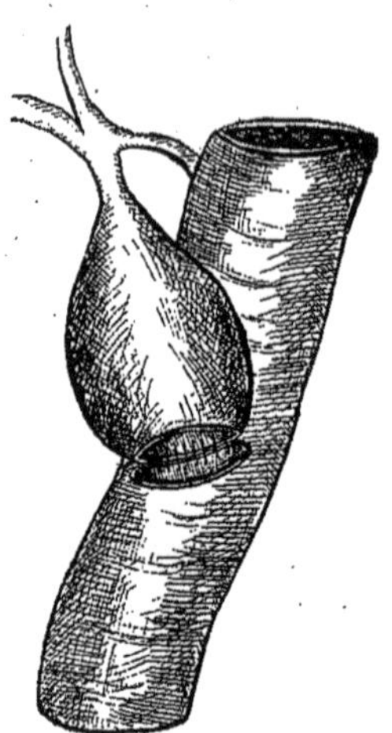

Fig. 5.

A ce moment la fistule sera complètement fermée. On devra s'assurer avec soin que son occlusion sera parfaite et ne pas craindre de placer un ou deux fils supplémentaires si c'est nécessaire. En effet, c'est ce rang de sutures muqueuses qui s'opposera mécaniquement à l'issue de tout liquide pendant que se formeront les adhérences provoquées par les sutures séreuses.

Enfin on fera le 4e rang de sutures en arrière de celui qui vient d'être fait. Chaque fil pénètrera à travers la séreuse de l'intestin dans l'épaisseur de la musculeuse sans atteindre la muqueuse, à 5 ou 6 millimètres en arrière du 3e rang des sutures. On le fera ressortir à 1 ou 2 millimètres de ces sutures pour le faire pénétrer de la même façon dans l'épaisseur de la paroi de la vésicule. En fermant ces fils on adossera le péritoine des deux organes en arrière des sutures muqueuses de telle sorte que *la ligne de défense péritonéale* soit complète. Au niveau des angles, pour parfaire cette ligne de défense on pourrait placer des fils en bourse comme le fait M. Terrier.

Lorsque ces 4 rangées de sutures sont terminées on obtient entre la vésicule et le duodénum une communication capable de recevoir le bout du doigt. L'orifice de communication est bordé tout autour par les deux rangées de sutures muqueuses, de telle sorte que désormais les muqueuses de la vésicule et de l'intestin seront en continuité l'une avec l'autre, condition éminemment favorable pour éviter la rétraction progressive de la fistule et peut-être son occlusion. (Voyez la figure 6.)

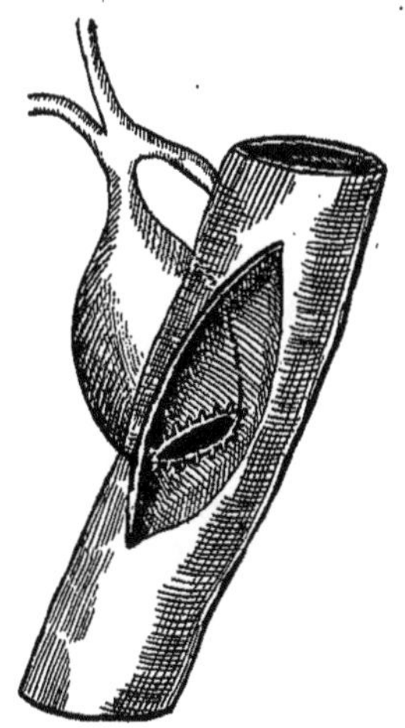

FIG. 6.

Cette dernière considération nous ferait donner la préférence au procédé des deux boutonnières. Hâtons-nous cependant de dire que la malade opérée par M. Terrier suivant son procédé continue à se bien porter. Néanmoins pendant sa convalescence, et aussi une fois depuis sa sortie de l'hôpital elle a présenté des troubles dyspeptiques, avec réapparition légère et passagère de son ictère. Sa fistule s'est-elle obstruée momentanément ?

Nous serions tenté de le croire. C'est d'ailleurs aussi l'avis de M. Terrier.

XI. — Description de l'opération.

Connaissant en détail les principaux temps de l'opération, nous allons maintenant voir comment le chirurgien devra la conduire pour obtenir le meilleur résultat possible.

Comme dans toutes les opérations qui doivent être pratiquées sur le tube digestif, il faudra faire l'antisepsie préalable de l'intestin pour diminuer autant que possible la quantité de microbes qu'il contient. Dans ce but on prescrira au malade trois à quatre grammes de naphtol β par jour, et on lui en fera continuer l'usage pendant cinq à six jours avant l'opération, si son état lui permet d'attendre. La veille de l'opération on lui fera prendre un bain. Sa paroi abdominale sera ensuite désinfectée avec une solution de sublimé, puis on la protègera avec un pansement humide à l'acide borique appliqué jusqu'au lendemain.

Un aide suffira pour l'opération comme pour la plupart des opérations abdominales. On lui confiera le soin d'éponger et d'appliquer les pinces à pression. Le chirurgien prendra lui-même ses instruments et ses fils préparés à l'avance.

Tous les instruments seront stérilisés avant l'opération, puis maintenus plongés dans la solution phéniquée faible tout le temps qu'on en aura besoin. Pour faire les sutures intestinales, on pourra employer une fine aiguille courbe, ou mieux encore la fine aiguille de Reverdin, modifiée par M. Colin. C'est de cette dernière que s'est servi M. Terrier. Elle fonctionne très bien et ne cause aucune déchirure, à la condition d'employer des fils assez fins. Son seul inconvénient est d'être assez difficile à nettoyer ; on la laisse pendant quelque temps avant l'opération plongée dans du chloroforme.

Le champ opératoire étant protégé par des compresses bouillies dans la solution phéniquée faible, on fera l'incision sur la ligne médiane comme il a été dit plus haut. Avant d'ouvrir la séreuse, on devra faire l'hémostase avec le plus grand soin car on sait que les hémorrhagies sont toujours à redouter dans les affections des voies biliaires et du foie (Brown, Monneret, Verneuil). Lorsque la cavité péritonéale sera ouverte, on introduira deux doigts pour reconnaître la face antérieure de l'estomac. On suivra ensuite cette face jusqu'au pylore qu'on reconnaît toujours facilement au petit sillon qui le sépare du duodénum. On saisira le pylore et on attirera doucement par l'incision tout ce qu'on pourra du duodénum (4 à 6 centimètres). On confiera l'intestin à l'aide qui le maintiendra tendu jusqu'à la fin de l'opération.

Il s'agit alors d'aller à la recherche de la vésicule biliaire et d'explorer les canaux cystique et cholédoque. Deux cas peuvent se présenter. Ou bien la vésicule est absolument libre de toute adhérence, ou bien elle adhère aux organes voisins et ne peut être amenée au contact du duodénum. Dans ce dernier cas, il est impossible d'établir de règles fixes. Le chirurgien devra d'abord se donner du jour en faisant une deuxième incision transversale partant de l'extrémité inférieure de la première et se portant dans le flanc droit. Il pourra plus facilement prendre une détermination sur le genre d'opération qu'il conviendra d'appliquer.

Nous revenons au premier cas qui seul nous intéresse. Si les parois de la vésicule sont malades, la cholécystectomie trouvera son indication. Si, au contraire, les parois sont saines, du moins en apparence, une indication nouvelle se posera, celle d'ouvrir cette vésicule.

Il faudra en explorer la cavité, et même pratiquer le cathétérisme des canaux cystique et cholédoque.

En effet, il ne faut pas oublier qu'en cas de calcul unique contenu dans une vésicule biliaire, non distendue par la bile, lorsque les canaux cystique et cholédoque sont perméables, on devra plutôt pratiquer la cholécystotomie. Mais cette exploration se fera presqu'aussi bien par le palper, on suivra la face inférieure de la vésicule jusqu'à son collet, là on saisira entre deux doigts le canal cystique jusqu'au bord droit du petit épiploon gastro-hépatique ; on explorera de la même facon cet épiploon. Si un calcul se trouve enclavé dans le cholédoque on le sentira sûrement. Continuant l'exploration on devra pénétrer dans l'hiatus de Winslow jusqu'au niveau de la tête du pancréas pour voir si la cause de l'obstruction ne réside pas dans cette glande. Enfin on examinera le foie, l'intestin, l'estomac.

Bien souvent, malgré un examen minutieux, on ne peut découvrir la nature de la lésion observée. L'important sera de constater cette lésion, car c'est d'après elle que l'on devra agir. Dans la plupart des observations que nous publions on avait constaté qu'il s'agissait d'une occlusion du canal cholédoque, mais presque toujours on ne put reconnaître la cause de cette obstruction. Dans ce cas il faut savoir que l'opération est quand même indiquée, car il existe des désordres qui pourront disparaître à la suite d'une intervention.

On amènera donc la vésicule auprès du duodénum. Puis on procédera à l'anastomose après leur avoir fait subir la préparation que nous avons indiquée. L'aide maintiendra le contact de la vésicule et de l'intestin pendant que le chirurgien fera ses sutures suivant le procédé de M. Terrier, ou celui *des deux boutonnières*. Le point important sera d'éviter tout écoulement dans le péritoine. Pour obtenir ce résultat on glissera des compresses bouillies sous ces deux organes ; d'autre part, on les attirera au dehors, le plus possible, pour rendre l'intervention extra-péritonéale ; enfin avec des éponges montées on essuiera les quelques gouttes qui pourraient s'écouler.

Lorsque l'anastomose sera terminée, on désinfectera avec un peu de solution phéniquée forte, ou avec une solution acide de sublimé au millième, la vésicule et l'intestin. On s'assurera avec des éponges montées que la cavité séreuse ne contient pas de liquide ni de sang, puis on se disposera à fermer la paroi abdominale après avoir adandonné à leur place les organes suturés.

La suture de la paroi se fera comme après une laparotomie ordinaire, soit avec des fils d'argent (M. Terrier, M. Monod, M. Quénu), des crins de Florence (Bantock, Lawsou Tait), des fils de soie (Thornton) qui prendront les parois dans toute leur épaisseur, soit en pratiquant la suture à étages (la plupart des chirurgiens allemands), soit enfin en employant une suture mixte comme le fait notre maître M. Championnière. Il passe

5 à 6 crins de Florence comprenant toute l'épaisseur de la paroi y compris le péritoine. Il suture ensuite la séreuse au moyen de points séparés de catgut, suture séparément les muscles. Il ferme alors ses crins profonds et termine en plaçant des crins superficiels. C'est à cette dernière suture que nous donnons la préférence, à cause de la solidité très grande de la cicatrice.

Le pansement sera sec. On pourra employer la gaze iodoformée ou la gaze au salol. Avec cette dernière il sera prudent d'ajouter un peu de salol en poudre. Par-dessus on appliquera un bandage ouaté compressif.

Le malade sera soigné comme après toute laparotomie. On combattra d'abord les vomissements dus au chloroforme, en lui faisant avaler par petites cuillerées de l'eau chloroformée, de la solution aqueuse de chlorhydrate, de morphine, des petits fragments de glace. S'il est prostré et abattu on lui fera respirer de l'oxygène, on lui fera fréquemment des injections hypodermiques d'éther, on lui fera prendre des grogs ou du rhum pur.

On surveillera ses selles, ses mictions ; on combattra la parésie intestinale par de petites doses de calomel, ou par un peu de limonade purgative. On prescrira le régime lacté et on reprendra le naphtol aussitôt que le malade pourra le supporter, c'est-à-dire dès le deuxième ou troisième jour. On changera le pansement vers le 8e jour comme après une laparotomie ordinaire.

Accidents de l'opération. — Quelquefois les choses pourraient ne pas se passer aussi simplement et l'opération pourrait préprésenter quelques complications faciles à éviter. Nous ne voulons pas parler des hémorrhagies de la paroi abdominale parfois assez sérieuses. Un chirurgien aura toujours actuellement le moyen de s'en rendre maître.

La septicémie pourrait être à craindre comme dans toute autre opération, mais nous savons comment l'éviter, en mettant en œuvre l'antisepsie la plus rigoureuse. Lorsque le malade n'a pas en lui-même une source d'infection, le chirurgien n'a plus aujourd'hui le droit de perdre de septicémie un de ses opérés : si pareil accident lui arrive, c'est qu'il a fait preuve ou d'ignorance ou d'insouciance, et sa conduite doit dans un cas comme dans l'autre être sévèrement jugée.

L'infection de la séreuse par les liquides contenus dans la vésicule et l'intestin pourrait se produire pendant l'opération ou après. Au cours de l'opération on peut laisser écouler du liquide septique ou toxique dans le péritoine ce qui amènerait selon la quantité du liquide et le nombre des microbes qu'il renferme, soit des accidents de péritonite localisée, soit une infection générale. Après l'opération si les points de suture sont insuffisants comme nombre ou s'ils sont mal faits, ils pourront laisser transsuder un peu de liquide septique. En petite quantité il déterminera des accidents locaux tels qu'abcès enkystés, qui deviendront une menace constante pour la vie du malade. On conçoit aussi qu'il puisse se former des petits abcès sur les bords de la fistule à la suite d'inoculations directes par les matières intestinales.

XII. — Résultats de l'opération.

J'étudierai dans ce chapitre les résultats immédiats que l'on est à même de constater lorsque l'opération est terminée et pendant la convalescence, puis les résultats définitifs qui sont subordonnés à la cause, enfin les résultats anatomiques.

Résultats immédiats. — Lorsque la fistule vient d'être établie par le procédé de M. Terrier, si on ouvre l'intestin on aperçoit l'extrémité du drain en caoutchouc libre dans sa cavité, la direction de ce drain est plus ou moins oblique. Si on a employé le procédé *des deux boutonnières*, en faisant la même préparation, on découvre un orifice bordé de sutures et dans lequel on peut introduire le bout du doigt (voir plus haut fig. 6). Dans les deux cas par conséquent la communication est bien établie entre les deux organes.

Lorsque le ventre sera fermé, la première chose que l'on constatera sera la disparition de la tumeur biliaire. Au palper, à la percussion on ne trouvera plus rien.

Presqu'aussi vite on verra disparaître le prurit insupportable que l'on rencontre chez tous les malades qui ont de la rétention biliaire. La malade de M. Terrier a cessé de s'en plaindre dès le lendemain de l'opération. Elle éprouvait par suite de la disparition de ce prurit une sensation de bien être inexprimable.

Les selles se coloreront peu à peu, mais il faudra attendre plus ou moins longtemps suivant l'état pathologique du foie. Nous savons en effet que dans les cas anciens de rétention biliaire les cellules hépatiques sont altérées, et que par suite, la sécrétion biliaire est modifiée soit en qualité soit en quantité. Il faudra que la sécrétion redevienne normale pour que les selles soient colorées de nouveau.

On conçoit qu'elles puissent rester décolorées définitivement quand les lésions du foie seront très accentuées et irrémédiables. Cependant on peut établir comme règle qu'elles reprendront peu à peu leur coloration normale. Il est inutile de dire que si la fistule est faite dans l'intestin grêle les matières resteront décolorées au-dessus de l'endroit où on aura pratiqué l'anastomose (voir obs. I).

Si la fistule est établie dans le côlon, la bile fera défaut dans toute l'étendue de l'intestin grêle (voir obs. VI).

A mesure que les selles reprendront leur coloration normale, les urines deviendront plus claires, elles perdront peu à peu tout leur pigment biliaire. Ce ne sera souvent qu'au bout d'un temps très long qu'elles auront repris leurs caractères normaux.

Chez la malade de M. Terrier, les urines étaient claires en apparence dès la 4e semaine, mais on trouvait encore des traces de matières colorantes quand elle sortait guérie de l'hôpital.

La décoloration de la peau se fait plus lentement encore que celle des urines. D'abord sèche et prurigineuse elle reprend bientôt la souplesse habituelle, puis elle perd sa pigmentation.

Elle se décolore d'abord sur les parties unies et exemptes de plis. Ceux-ci restent chargés de pigment beaucoup plus longtemps. La malade de M. Terrier a conservé longtemps une pigmentation accentuée sur la face postérieure de ses doigts.

Les muqueuses se décolorent aussi mais plus lentement encore. Les conjonctives cèdent les premières, mais restent encore teintées légèrement pendant longtemps. Il en est de même pour la muqueuse buccale. Le voile du palais cède le dernier ; il était encore fortement coloré trois mois après l'opération chez la même malade et cependant à cette époque les sclérotiques étaient redevenues absolument normales.

La disparition des accidents, la décoloration de la peau et des muqueuses est une preuve que le cours de la bile est rétabli complètement. Est-ce à dire que le malade sera définitivement guéri ? assurément non, cela dépendra de la cause des accidents.

Résultats définitifs. — Il est certain que si un malade a subi la cholécystentérostomie pour une occlusion du canal cholédoque par cancer, l'opération dans ce cas ne sera que palliative.

Le cancer évoluera comme tout cancer des viscères et emportera le malade plus ou moins vite. C'est le cas des opérés de Manastyrki et Kappeler. Ils ont guéri de l'opération, leur santé s'est améliorée pendant un certain temps puis l'un est mort de la généralisation de son cancer deux mois après, et l'autre de cachexie, après une survie de 15 mois.

Mais heureusement nous avons vu que le cancer n'était pas la cause la plus fréquente des accidents qui, d'après nous, étaient justiciables de la cholécystentérostomie; la lithiase biliaire tient le premier rang de beaucoup, puis la rétraction cicatricielle des conduits cystique et cholédoque, enfin la sclérose du pancréas, les corps étrangers introduits dans les voies biliaires et tous les cas de fistules biliaires externes. Toutes ces affections ne sont pas mortelles en elles-mêmes, elles ne mettent la vie en danger que par les accidents qu'elles peuvent déterminer. Or ce sont précisément ces accidents qui seront combattus par l'opération. De telle sorte que l'intervention n'aura plus dans ces cas un simple but palliatif, comme lorsqu'il s'agissait de cancer, mais un but curatif.

La guérison définitive sera-t-elle obtenue par le fait seul de l'opération ? Cela dépendra de la persistance de la fistule qu'on aura créée. M. Thornton (1) fait cette objection au sujet de la présentation de la malade de Mayo-Robson, et condamne l'opération, à laquelle il préférerait la dilatation du canal cystique, ou son ouverture suivie de suture. Cette objection sera réfutée par l'exposé des faits suivants qui émanent de l'autopsie des deux malades de Manastyrki et Kappeler et de celle des chiens qui ont servi aux expériences de Gaston et de Colzi.

Résultats anatomiques. Gaston d'Atlanta, rapporte l'autopsie d'un chien chez lequel il avait anastomosé la vésicule dans le duodénum plus de 3 mois auparavant, la fistule existait parfaitement, dans le mémoire de Colzi on rencontre plusieurs faits analogues, mais malgré leur importance, ces faits expérimentaux ne suffiraient pas pour entraîner la conviction, si Monastyrki et Kappeler n'avaient pas publié en détails l'autopsie de leurs opérés.

---

(1) K. Thornton. Reports of the royal medical and chirurgical Society, *Brit. med. Journ.,* nov. 1889, p. 1218,

Chez celui de Monastyrki, la fistule représentait un orifice à peu près circulaire et dans lequel on pouvait introduire le bout de l'index. On passait ainsi facilement de la cavité de l'intestin dans celle de la vésicule. D'ailleurs cette fistule avait parfaitement fonctionné tout le temps depuis l'opération.

Kappeler a publié très en détails l'autopsie de son opéré (voir obs. III).

Elle présente en effet un grand intérêt, car la fistule remontait à 15 mois. Elle permet d'étudier les modifications survenues dans les voies biliaires à la suite de la cholécystentérostomie. La vésicule était complètement revenue sur elle-même et était transformée en une sorte de canal cylindrique qui se portait de la fossette cystique dans l'intestin.

En injectant de l'eau par la vésicule, le liquide coulait facilement dans l'intestin, au contraire il était impossible de faire refluer de l'eau de l'intestin dans la vésicule. En ouvrant l'intestin, on découvrait facilement l'orifice de la fistule qui était représenté par une petite dépression autour de laquelle la muqueuse formait des replis rayonnés. Les figures 7 et 8 donneront une idée générale de cette disposition chez ce malade de Kappeler.

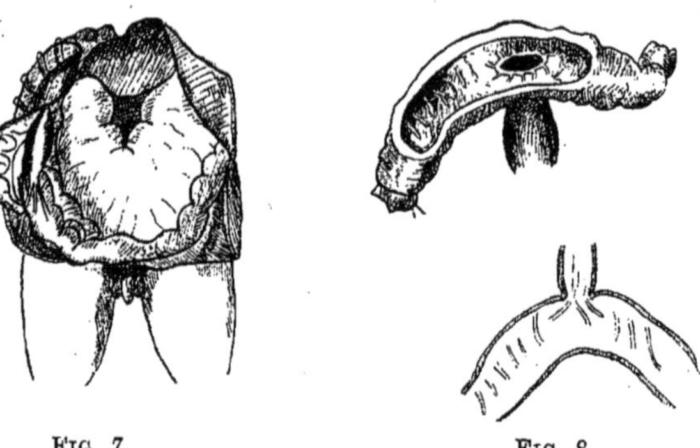

Fig. 7   Fig. 8.

On peut tirer de ce fait les déductions suivantes. Dès que la fistule est établie, la pression baisse dans les voies biliaires et surtout dans la vésicule. Les parois de cette dernière reviennent continuellement sur elles-mêmes en vertu de leur constitution histologique, jusqu'à ce qu'elles forment une sorte de canal rectiligne continuant le canal cystique jusque dans l'intestin.

D'autre part, l'orifice de la fistule se rétréciera aussi constamment, car en somme, il n'est que l'orifice de sortie d'un canal dont l'orifice d'entrée n'est autre que le canal cystique. Mais quand il aura atteint le calibre de ce dernier il s'arrêtera dans sa rétraction, car il donnera toujours passage et sous la même pression, à la même quantité de bile que le canal cystique. En outre comme la pression qui existe dans les voies biliaires est supérieure à celle de l'intestin, le liquide s'écoulera toujours des voies biliaires vers la cavité intestinale. Par suite on comprend que des bourrelets muqueux se forment autour de l'orifice de la fistule dans l'intestin, et viennent en quelque sorte faire le rôle de soupape.

Cette transformation de la vésicule biliaire en canal, et la formation de valvules à son orifice intestinal ont aussi été constatées chez les chiens opérés de cholécystentérostomie.

XIII. — Statistique.

Il serait inutile de tenter de faire une étude statistique qui reposerait sur un aussi petit nombre de cas. Tout au plus peut-on enregistrer et grouper les résultats.

La cholécystentérostomie a été pratiquée 7 fois en tout (1) et avec une seule mort, ce qui donnerait 14, 3 pour 100 de mortalité. Malheureusement, l'observation de ce cas malheureux n'a pas été publiée de sorte que nous ne savons pas à quoi peut être attribuée la mort. Nous ferons seulement remarquer que l'exploration trans-péritonéale comme l'a faite Bardenheuer a compliqué et prolongé l'opération et par suite a augmenté le traumatisme ; en outre, les sutures ont été faites avec des fils d'élastique dont la constriction incessante a pu amener la section des parois dans un endroit où les adhérences n'étaient peut-être pas suffisantes comme étendue et comme résistance pour empêcher l'écartement des deux organes. Nous serons donc porté à ne tenir qu'un compte très restreint de cette observation, et nous considérerons l'opération comme absolument bénigne.

Elle a été pratiquée entre 34 et 55 ans. C'est-à-dire à l'âge des accidents de la lithiase biliaire et du cancer, 4 fois chez la femme, 3 fois chez l'homme.

Elle a été faite 6 fois pour une obstruction du canal cholédoque, et une fois pour fistule biliaire persistante consécutive à une cholécystotomie.

Sur les 6 cas d'obstruction du canal cholédoque, deux fois seulement la cause fut connue. Le canal était comprimé par un cancer de la tête du pancréas.

(1) Nous ne tenons pas compte de ce 8° cas annoncé par Bardenheuer dans sa lettre à M. Terrier, nous n'avons aucun renseignement sur lui. (Voir plus loin obs. V).

La fistule fut établie 4 fois dans l'intestin grêle, une fois dans le côlon, et deux fois dans le duodénum.

Une fois aussi (cas de Winiwarter) elle fut tentée dans le côlon, mais ne réussit pas, de telle sorte que l'opération dut être recommencée en abouchant la vésicule dans l'intestin grêle.

L'anastomose se fit 4 fois suivant le procédé indiqué par Colzi et consistant à suturer les lèvres des deux boutonnières au moyen d'un rang de sutures muqueuses et d'un rang de sutures séreuses.

Deux fois on fit un seul rang de sutures séreuses en laissant dans un cas un bout de drain dans la fistule. (M. Terrier), et dans l'autre en faisant ressortir à l'extérieur un bout du drain à travers l'orifice d'une ancienne fistule biliaire externe (Winiwarter).

Enfin dans le cas le Bardenheuer, nous ne savons pas comment les sutures ont été faites.

Comme résultat définitif, il serait difficile de tirer la moindre conclusion. Les deux malades atteints de cancer sont morts, l'un deux mois après l'opération, l'autre plus de 15 mois après. Nous ne savons pas ce que sont devenus trois de ces malades quand aux deux dernières, celles de Mayo-Robson et de M. Terrier, elles vivent encore.

N° d'ordre	NOM DU CHIRURGIEN	AGE DE L'OPÉRÉ	SEXE	SYMPTOMES ET DIAGNOSTIC	DATE DE L'OPÉRATION	OPÉRATION	RÉSULTATS	
							IMMÉDIATS	CONSÉCUTIFS
1	Winiwarter	34 ans	m.	Ictère chronique, vésicule distendue énormément par suite d'obstruction du cholédoque de cause inconnue.	1° 20 Juillet 1880 2° 24 Juillet 1880 3° 6 Août 1880 4° 29 Nov. 1880 5° 9 Janvier 1881 6° 14 Novembre 1881	Six opérations. 1° Côlon et vésicule maintenus fixes dans la plaie abdominale. 2° Trocart passé à travers la vésicule dans l'intestin et laissé en place. Echec. 3° Vésicule ouverte puis trocart laissé à demeure. Echec. 4° Laparotomie. Vésicule cousue à l'intestin grêle, puis ponction faite au bistouri. Il en résulte une fistule externe. 5° Autoplastie pour fermer la fistule ; il en résulte une fistule stercorale avec le côlon et une autre avec l'intestin grêle. 6° Plusieurs interventions contre ces fistules intestinales.	Guérison	Pas de renseignements.
2	Monastyrki	50	f.	Ictère, tumeur biliaire. Obstruction du cholédoque par cancer du pancréas.	4 Mai 1887	Fistule créée dans l'intestin grêle. Deux boutonnières réunies par deux rangées de sutures.	Guérison	Mort le 4 Juill. 1887 de généralisation cancéreuse.
3	Kappeler	55	m.	Ictère, tumeur biliaire. Obstruction du cholédoque par cancer du pancréas.	7 Juin 1887	Fistule créée dans l'intestin grêle. Deux boutonnières réunies par deux rangées de sutures.	Guérison	Mort le 23 Sept. 1888 de cachexie.
4	Socin	51	f.	Ictère, tumeur biliaire. Obstruction du cholédoque de cause inconnue.	19 Novembre 1887	Fistule créée dans l'intestin grêle. Deux boutonnières réunies par deux rangées de sutures.	Guér on	Pas de renseignements.
5	Bardenheuer	?	m.	Symptômes de l'obstruction complète du canal cholédoque.	?	Incision de la paroi en X ; décolement du péritoine. Fistule créée dans le duodénum au moyen de fils d'élastique	Mort, pas de renseignements sur la cause de mort.	
6	Mayo Robson	?	f.	Fistule biliaire externe suite de cholécystotomie.	2 Mars 1889	Fistule créée dans le côlon. Deux rangs de sutures au catgut. Fermeture de l'ancienne fistule et réduction.	Guérison	Vivait encore le 26 Novem. 1889.
7	F. Terrier	54	f.	Ictère et tumeur biliaire. Obstruction du cholédoque de cause inconnue.	13 Juillet 1889	Fistule créée dans le duodénum. Un seul rang de sutures séreuses. Communication établie au bistouri. Tube placé dans les deux ouvertures et abandonné.	Guérison	Vit encore le 15 Janv. 1890

Conclusions.

Nous tirerons de l'ensemble de ce travail les conclusions suivantes :

I. — La cholécystentérostomie, ou abouchement de la vésicule biliaire dans l'intestin, peut être considérée comme étant la plus complète des opérations pratiquées sur les voies biliaires.

II. — L'anatomie démontre que cette opération est praticable; que l'anastomose peut être créée entre le côlon, le duodénum ou l'intestin grêle.

III. — Au point de vue physiologique, l'opération est des plus rationnelles, puisqu'elle consiste à rétablir ou à assurer l'arrivée de la bile dans l'intestin. Or la bile joue un rôle utile dans l'économie et ne doit pas être déversée au dehors par une fistule externe comme on le fait en pratiquant la cholécystotomie.

IV. — La pathologie fournit de nombreux cas qui sont justiciables de l'intervention. Telle sont la lithiase biliaire à un point de vue général, la plupart des cas d'occlusion du canal cystique, tous ceux d'occlusion du canal cholédoque.

V. — L'idée première de la cholécystentérostomie est due à Nussbaum. Winiwarter l'a exécutée le premier, mais empiriquement en quelque sorte. Gaston d'Atlanta reprit la question au point de vue expérimental. Il créa des fistules duodénocystiques sur des chiens en passant en anse à travers les parois des deux organes un fil de caoutchouc. Son exemple fut suivi par Colzi qui fit aussi des expériences sur les chiens, mais pratiqua la fistule au moyen d'un double rang de sutures. C'est alors que fut faite la première opération sur l'homme par Monastyrki.

VI. — Jusqu'à présent l'opération avait été réservée aux seuls cas d'occlusion du canal cholédoque. A notre sens elle doit avoir beaucoup plus d'extension, car en comparant entre elles les opérations qu'on pratique sur les voies biliaires, elle) peut être considérée comme l'opération de choix. C'est ainsi qu'elle convient à :

a. — Tous les cas d'occlusion complète ou incompléte du canal cholédoque ayant amené une dilatation de la vésicule, ou même simplement de la rétention biliaire.

b. — Tous les cas d'hydropisie de la vésicule due à l'occlusion du canal cystique qu'on en ait ou non reconnu la cause.

c. — Tous les cas de lithiase à calculs multiples ou à calcul unique enclavé définitivement dans le canal cystique ou dans le cholédoque.

d. — Tous les cas de fistules biliaires externes persistantes. Dans ces cas, la cholécystentérostomie sera presque toujours secondaire à la cholécystotomie.

VII. — On peut reconnaître certains cas d'occlusion du canal cholédoque, mais habituellement le diagnostic sera incertain. La ponction exploratrice sera peu utile, en outre elle sera dangereuse. La laparotomie exploratrice, au contraire, sera toujours indiquée, car elle n'est pas dangereuse et en somme elle constitue le premier temps de l'opération.

VIII. — Trois incisions peuvent être proposées. L'une parallèle au rebord des fausses côtes droites, une seconde verticale sur le bord externe du muscle droit, enfin une troisième médiane permettant de découvrir facilement le duodénum. C'est à cette dernière que nous donnons la préférence.

IX. On peut aboucher la vésicule dans le côlon, dans l'intes-testin grêle et dans le duodénum. Il faut donner la préférence au duodénum, car il contient moins de microbes, il permet à la bile de se répandre dans toute l'étendue de l'intestin. Si l'abouchement ne peut être fait dans le duodénum, il faut prendre une anse d'intestin grêle voisine de la vésicule. Dans aucun cas il ne faudra établir de fistule dans le côlon.

X. — Une fois la paroi ouverte, on devra vider la vésicule soit en la ponctionnant, soit en pratiquant d'emblée une incision de 15 millimètres sur son fond.

XI. — L'anastomose des deux organes pourra se faire de deux façons :

a. — M. Terrier fait un cercle de sutures séreuses, ponctionne la paroi de la vésicule puis celle de l'intestin et maintient la communication au moyen d'un drain de caoutchouc.

b. — On peut faire à l'exemple de Monastyrki et de Kappeler, deux rangées concentriques de sutures séreuses et muqueuses, après avoir ouvert ces deux organes.

Ce dernier procédé est d'une exécution plus facile, et exposerait peut-être moins à l'occlusion consécutive de la fistule.

XII. — Pendant l'opération, il faudra agir comme dans une laparotomie exploratrice. Suivant les lésions reconnues, on décidera de faire la cholécystentérostomie, la cholécystotomie ou la cholécystectomie. Dans le premier cas après avoir ouvert la vésicule on pourra explorer sa cavité et pratiquer le cathétérisme des canaux cystique et cholédoque.

XIII. — L'opération aura pour résultat de créer une fistule permanente entre la vésicule et l'intestin. La vésicule biliaire reviendra sur elle-même et se transformera en une sorte de canal aboutissant dans l'intestin par un orifice entouré de replis valvulaires.

XV. — Les observations connues aujourd'hui sont au nombre de 7 avec une mort. Quatre fois la fistule fut créée dans l'intestin grêle, une fois dans le côlon, deux fois dans le duodénum. C'est à M. Terrier que revient l'honneur d'avoir fait avec succès la première fistule duodéno-cystique.

OBSERVATIONS

OBSERVATION I. — *Un cas de rétention de bile consécutif à l'imperméabilité du canal cholédoque. — Etablissement d'une fistule cholécysto-intestinale. — Guérison*, par le Dr A. von WINIWARTER, professeur de chirurgie à l'Université de Liège.

Le 7 juin 1880 M. le Dr Breyre me présente un malade qu'il avait soigné pendant plusieurs mois. C'était un armurier, âgé de 34 ans, célibataire, qui jouissait d'une bonne santé, et était considéré dans sa ville natale (Herstal, près de Liège) comme un des hommes les plus vigoureux. Il y a deux mois et demi ; il commença par souffrir de constipation. Puis il fut atteint de diarrhée, de coliques, on trouva dans la région hypogastrique droite, de l'enflure et une sensibilité exagérée. Le médecin crut à une pérityphlite et employa les moyens indiqués. La convalescence commençait, l'état général était redevenu complètement normal lorsque soudain à la fin d'avril 1880, c'est-à-dire, il y a à peu près six semaines, sans la moindre cause apparente, au lieu de selles normalement colorées, les matières fécales devinrent décolorées. Aucune affection du foie n'avait précédé, aucune trace d'ictère, aucun symptôme indiquant l'existence de calculs biliaires.

Au contraire, l'état général resta complètement satisfaisant, l'appétit était bon, la digestion régulière.

Je tiens à noter que les matières fécales, depuis le moment indiqué, restèrent toujours de la même couleur gris clair, couleur de grès ; sans la plus légère altération. Quelques jours après que la bile avait cessé de s'écouler dans les intestins, le malade remarqua, à l'endroit du foie, une tumeur absolument indolente, dont le volume augmenta vite, et de telle façon que le côté droit de l'abdomen se développa de plus en plus. En même temps la peau et les sclérotiques se colorèrent légèrement. On avait déjà remarqué que les urines étaient fortement foncées et contenaient des matières bilieuses en assez grande quantité.

Le développement de la tumeur s'était accompagné d'accès de vomissements, souvent de lassitude et de tiraillement dans l'hypochondre droit.

Le médecin qui avait suivi soigneusement le cours de la maladie diagnostiqua l'oblitération du canal cholédoque suivi de rétention de bile.

La tumeur arriva vers le 15 mai jusque dans l'hypogastre droit sans qu'il y ait eu le moindre écoulement de bile dans les intestins.

Craignant la rupture de la vésicule M. le Dr Breyre se décida à la ponctionner.

La ponction faite avec un trocart fin de l'appareil Dieulafoy, vers la fin de mai, amena au dehors, avec une grande facilité, un liquide vert foncé, limpide, qui avait tous les caractères de la bile. La quantité était de plus de deux litres, cependant la tumeur diminua seulement de moitié. Il n'y eùt pas de réaction, mais la tumeur reprit rapidement son ancien volume.

7 juin. La tumeur est plus grosse que jamais. Les vomissements, qui pendant quelques jours après la ponction avaient cessé, recommencèrent.

En examinant le malade, le 7 juin 1880, je trouve un homme musclé, mais paraissant avoir maigri. Les sclérotiques et les téguments présentent une teinte ictérique ; le pouls et la température n'ont rien d'anormal ; la langue est propre, humide ; le ventre est considérablement développé, surtout du côté droit ; les parois abdominales sont fortement tendues.

Tout le côté droit de l'abdomen du rebord costal jusqu'à la crête iliaque est, non seulement développé en avant, mais surtout en arrière et en dehors. Le foie est un peu remonté ; sa présence se traduit par de la submatité qui commence sur la ligne mamelonnaire, au-dessous du mamelon et qui se transforme un peu au-dessous du rebord costal ou une matité absolue.

Cette matité s'étend en bas jusqu'à l'épine iliaque antérieure et supérieure et en dedans presque jusqu'à la ligne médiane.

Partout on obtient de la sonorité sur la moitié droite de l'hypogastre.

La moitié gauche du ventre est remplie par les intestins fortement distendus qui donnent partout un son tympanique qui dépasse un peu la ligne médiane au-dessous de l'ombilic.

Au palper on trouve la moitié droite de l'abdomen prise par une tumeur unie, élastique et fluctuante qui se perd en haut, sous le rebord costal, en bas et à gauche la délimitation est difficile à cause de la distension des parois abdominales.

La tumeur ne se laisse pas déplacer. Néanmoins une profonde inspiration lui communique de légers mouvements. La résistance est uniforme, la surface est unie, en sorte que la paroi abdominale, peu épaisse glisse facilement sur la tumeur.

On ne sent pas de tumeur dans la région de l'estomac, ni dans un autre point quelconque de la moitié gauche de l'abdomen. La douleur spontanée fait défaut ainsi que tout symptôme de colique ; à peine provoque-t-on une sensation désagréable par une forte pression.

Mon examen ainsi que la ponction faite par M. le Dr Breyre laissait peu de doute dans l'esprit.

Il s'agissait d'une vésicule biliaire distendue et très probablement la tumeur de la partie droite de l'abdomen était formée par elle. Le fait que les matières fécales étaient décolorées prouvait qu'il n'y avait pas eu d'écoulement de bile dans les intestins. D'autre part, on ne pouvait expliquer le développement rapide de la tumeur que par une sécrétion régulière de la bile.

Donc l'obstacle siégeait dans le canal cholédoque, mais n'intéressait ni le canal hépatique, ni le canal cystique. La coloration relativement peu intense des téguments et des urines s'expliquait par le fait que la bile s'accumulait dans la vésicule comme dans un réservoir, et ne se répandait qu'en petite quantité dans le sang.

Évidemment, c'était là la cause du peu de changement dans l'état général. Le malade avait un appétit féroce et mangeait de grandes quantités de viande et d'œufs.

Néanmoins, l'amaigrissement était considérable et montrait comme la digestion se faisait mal sans le concours de la bile.

Différentes raisons devaient faire admettre que c'était la vésicule biliaire elle-même qui par sa distension formait la tumeur.

On aurait pu penser à la rigueur à un kyste hydatique ou à un autre kyste communiquant avec un gros conduit biliaire. Mais ce qui parle contre cette manière de voir, c'est la décoloration des matières fécales, car on ne peut guère s'imaginer que la bile ait pu se déverser constamment et complètement dans le kyste.

Pourtant on examinait jour par jour les matières fécales, et on les étalait avec un couteau ; donc ni une différence de coloration, ni un calcul n'auraient pu passer inaperçus.

En outre, la tumeur s'était formée, pour ainsi dire, sous les yeux du médecin ; au début, elle ne correspondait pas seulement au siège de la vésicule, mais elle en avait aussi la forme (piriforme.)

Enfin, mon principal argument contre un kyste hydatique était le développement rapide (en 4 semaines) de la tumeur et son volume comparable à celui d'un kyste de l'ovaire de moyenne grandeur.

Une dilatation aussi considérable et aussi rapide ne pouvait être compatible que s'il s'agissait d'une poche musculaire et élastique.

Dans des conditions pareilles, la paroi d'un kyste se serait rompue depuis longtemps.

Quelle était la cause de l'imperméabilité du canal cholédoque ? voilà la question que je me posai tout d'abord.

On pouvait penser à un gonflement de la muqueuse, à un bouchon muqueux produit par un catarrhe gastro-duodénal. Les symptômes correspondants faisaient défaut, l'oblitération datait depuis trop longtemps et la pression du liquide était trop forte pour ne pas avoir déjà vaincu un obstacle aussi insignifiant. Aucun symptôme ne pouvait faire supposer un calcul biliaire.

D. 7

L'histoire de la maladie ainsi que mon examen devait faire rejeter l'idée de la compression du canal cholédoque par une tumeur du voisinage (duodénum foie, péritoine, etc.).

On a observé des cas d'oblitération de ce conduit à la suite de l'ulcération de la muqueuse.

Seulement, l'ulcération survient consécutivement à l'irritation par des calculs, à moins d'admettre qu'elle eût eu pour cause la propagation de l'inflammation du duodénum.

Enfin, l'oblitération pouvait encore s'expliquer soit par la flexion anguleuse du canal cholédoque, soit par la présence de replis muqueux.

Henle décrit une espèce de valve qui, partant du point de réunion du cana cystique et du canal hépatique, fait saillie dans le canal cholédoque.

Mais c'est là un repli qui à l'état normal n'oblitère pas la lumière de ce conduit.

Après avoir passé en revue toutes les hypothèses, celle qui me parut la plus plausible fut l'oblitération par la flexion du canal que j'attribuai à des adhérences péritonéales.

En effet, comme nous l'avons dit plus haut, une pérityphlite avait précédé la rétention de bile.

Il n'était donc pas impossible que des adhérences du péritoine se soient formées à une distance aussi grande du cæcum et aient amené l'oblitération du canal par une flexion. Comme le démontre l'expérience, une telle flexion suffit pour oblitérer complètement la lumière de ce conduit.

Mais pour le moment, cette manière de voir ne pouvait être qu'une hypothèse.

Je prescrivis au malade de prendre tous les matins une bonne cuillerée à café de sel de Carlsbad artificiel, dissous dans un verre d'eau chaude.

Je conseillai, en outre, un léger massage de la tumeur de bas en haut pour provoquer l'écoulement de la bile. Mais avant de pouvoir procéder à ce moyen mécanique, on fut obligé de faire une nouvelle ponction. En effet, la tension était si grande qu'on craignait la rupture de la vésicule et l'épanchement du liquide dans la cavité péritonéale.

Cette fois je fis moi-même l'opération avec un trocart de calibre moyen. Il s'en écoula à peu près 4 litres de bile pure, vert foncé.

Le dépôt qui s'était formé fut examiné au microscope. On n'y trouva cependant ni des éléments cellulaires ni des débris d'échinocoques.

Après la seconde ponction (le 10 juin 1880) la vésicule se retira en arrière et on pouvait la sentir nettement dans l'hypochondre droit. Il était possible maintenant de palper l'abdomen; mais nulle part on ne trouvait une tumeur.

Le foie semblait diminuer et n'arrivait pas même jusqu'au rebord costal.

Il ne s'agissait pas seulement d'un simple déplacement, mais d'une véritable diminution de volume, comme nous le vîmes plus tard.

Le succès momentané de la ponction fut aussi satisfaisant que la première fois, puisque les accès de vomissements et la sensation de tension disparurent ; mais d'autre part, il n'y eut pas le moindre changement dans les selles et la tumeur avait atteint un grand développement.

On dut ponctionner de nouveau le 29 juin, le 6 et le 13 juillet 1880.

La quantité de bile extraite s'éleva jusqu'à 6 litres, néanmoins la tumeur se remplissait après chaque ponction avec une rapidité incroyable.

Le produit de sécrétion était un peu plus fluide que dans les deux premières opérations, mais il revêtait toujours le caractère de la bile sans la moindre trace de pus.

La circonférence du ventre était augmentée, la matité occupait maintenant la moitié droite de l'abdomen, elle dépassait un peu la ligne médiane et descendait en bas jusqu'à la symphyse.

Dans ces circonstances, je m'affermis de plus en plus dans la résolution d'intervenir activement pour la guérison définitive du malade, car je voyais bien qu'il ne pouvait pas continuer à vivre ainsi.

Depuis plusieurs semaines les intestins n'avaient pas reçu une goutte de bile et, bien que la digestion fût très bonne, la maigreur avait considérablement progressé. Le séjour continuel de la bile dans le foie devait avoir de mauvaises conséquences ; dès maintenant cet organe était sensiblement atrophié.

Le danger de voir la vésicule se rompre était imminent surtout pendant les accès de vomissements.

Ces accès devenaient plus réguliers dès que le volume de la tumeur augmentait.

Les expériences de Bostroem prouvent que de grandes quantités de bile peuvent être résorbées par le péritoine.

Sur six cas de déchirement soit de la vésicule, soit du canal biliaire, trois ont guéri.

Pourtant une péritonite mortelle eût été certaine dans notre cas si la vésicule eût éclaté et que par suite la bile se fût répandue dans la cavité péritonéale.

Notre crainte était bien fondée puisque Thiersch a observé un cas de déchirement traumatique d'un conduit biliaire qui amena la mort au bout de 7 semaines, malgré plusieurs ponctions ; d'autant plus que ne connaissant pas la nature de l'obstacle, je trouvai trop incertain et trop dangereux d'attendre la guérison spontanée.

Le patient était d'accord avec moi pour désirer une intervention immédiate. Il me déclara qu'il ne voulait pas continuer à vivre ainsi et qu'il était prêt à subir toute opération qui pût lui offrir quelque chance de guérison.

Deux voies m'étaient ouvertes : je pouvais d'abord penser à établir une fistule biliaire externe.

L'opération consiste à inciser la paroi abdominale, à attirer au dehors la vésicule distendue et à suturer sa paroi à la peau ; puis au bout de quelques jours, lorsque les adhérences se sont établies, à ouvrir la tumeur et à vider la bile. Cette opération, appelée cholécystotomie par les Anglais, remplace les ponctions fréquentes par un écoulement continuel de la bile.

Ce procédé aurait donc augmenté les souffrances du malade sans lui procurer une chance quelconque de guérison définitive.

C'est pourquoi il me semblait préférable d'établir une fistule artificielle allant de la vésicule biliaire à l'intestin et de remplacer ainsi la communication naturelle entre ces deux organes. Je ne me dissimulai pas un instant les difficultés de cette intervention, mais mon appréhension demeura encore au-dessous de la réalité.

Si cette opération réussissait, l'état normal des choses aurait été à peu près rétabli.

Tout en écartant le danger de la rupture et l'inconvénient d'une rétention de bile, l'écoulement permanent par la fistule aurait fini par épuiser le malade.

Du reste on ne pouvait guère espérer le rétablissement de la perméabilité du canal cholédoque par une fistule externe. En cas de non réussite, il serait toujours temps de recourir à ce dernier moyen.

L'important était de savoir si le danger que courait le malade par l'opération était en rapport avec l'intensité du mal. Après mûre réflexion je dus reconnaître que l'établissement d'une fistule cholécysto-intestinale n'était pas beaucoup plus dangereuse que la cholécystotomie.

D'un autre côté, l'état du malade me paraissait si critique, que le danger de l'opération ne pouvait nullement changer ma manière de voir. Je reviendrai sur ce point plus tard.

Ma résolution était prise ; j'expliquai au malade l'état exact des choses en le priant de prendre une décision.

Je ne lui dissimulai point mon peu d'expérience dans un cas pareil et l'insuccès possible d'une telle intervention.

Enfin, je m'efforçai de lui expliquer sa maladie et de lui faire comprendre en quoi consistait l'opération qu'il aurait à subir. Je n'ai eu qu'à me louer de ce procédé, car malgré de fâcheux accidents le malade avait une entière confiance en moi et conservait l'espoir de la guérison. Après son consentement et l'assentiment de ses parents, je l'admis dans mon service.

Je m'étais proposé d'ouvrir la cavité abdominale à la limite interne de la tumeur et d'attirer au dehors la vésicule ainsi que l'anse intestinale la plus voisine. Puis je voulais suturer ces deux organes et les fixer aux bords de la plaie.

Une fois les adhérences établies entre ces deux organes, j'aurais poussé un trocart spécial à travers la vésicule, et je l'aurais laissé jusqu'à la formation d'une fistule cholécysto-intestinale. Plus tard, on eût fermé l'ouverture extérieure faite par le trocart, et on eût attendu que le bourgeonnement ait comblé la plaie abdominale.

Le 20 juillet 1880 (7 jours après la dernière ponction), j'exécutai l'opération d'après le plan que je viens d'exposer. Je fis une incision sur le trajet de la ligne mamelonnaire droite, descendant du rebord costal jusqu'au-dessous du niveau de l'ombilic.

Après l'ouverture de la cavité péritonéale, j'aperçus la paroi de la vésicule qui était très tendue et presque transparente. Le côlon ascendant était contigu à tout le bord interne de la tumeur. La vésicule distendue avait poussé devant elle le feuillet pariétal du péritoine, et c'est ainsi que le côlon avait été détaché de la paroi postérieure de l'abdomen, et attiré en avant et en dedans.

Le feuillet pariétal du péritoine recouvrait maintenant la paroi antérieure de la vésicule ; il se réfléchissait immédiatement sur le côlon ascendant, le petit mésocôlon ayant servi en grande partie à cette réflexion (1).

Ma première intention avait été d'établir une fistule entre la vésicule et l'intestin grêle. Mais le danger d'un étranglement interne eût été trop imminent si on avait suturé par-dessus le côlon l'intestin grêle à la vésicule. Je devais donc nécessairement me contenter d'établir une communication avec le côlon ascendant.

Une nouvelle difficulté se présentait ; la paroi de la vésicule était tellement mince qu'il ne paraissait guère possible d'y passer des fils de suture sans la déchirer. Pour diminuer la tension, je ponctionnai maintenant en arrière, à travers la paroi abdominale restée intacte.

J'en retirai du liquide jusqu'à ce que la paroi s'affaissât. Je suturai alors la vésicule au côlon de sorte que ces deux organes entraient exactement en contact sur une étendue de 4 à 5 cent. carrés.

Je n'osais pas encore établir une communication. Je craignais d'un côté le passage de la bile à travers les points de suture dans la cavité péritonéale, et de l'autre la production de mouvements péristaltiques ou même de vomissements, si une aussi grande quantité de bile arrivait dans le gros intestin.

Et, dans ce cas les fils auraient déchiré la paroi qui était aussi mince qu'une feuille de papier. Suivant mon plan, je fixai alors par quelques points de suture l'intestin et la vésicule biliaire dans la plaie de la paroi abdominale. Les deux organes étaient exactement appliqués l'un contre l'autre de sorte que la partie où ils avaient été suturés formait une cloison antéro-postérieure.

(1) Nous avouons ne pas comprendre cette description donnée par Winiwarter. Il est parfois fort difficile de s'y reconnaître après l'ouverture du ventre, surtout quand l'intervention a été précédée de phénomènes inflammatoires. Dans ces cas, toute explication devient possible, pourvu toutefois qu'elle soit compréhensible.

Pour vous en faire une idée assez nette, représentez-vous deux doigts de gant cousus à leur face contiguë et passés à travers une fente.

Ensuite on appliqua le pansement Lister type.

Le malade ne prenait que de la nourriture liquide et un peu d'opium à l'intérieur. Point de réaction après l'opération ; rien ne révèle l'irritation ni du péritoine, ni des intestins.

Le 24 juillet, c'est-à-dire 4 jours après l'opération, les adhérences entre les deux viscères et avec la paroi abdominale me semblaient assez fermes pour pouvoir procéder à l'ouverture d'une fistule. Dans ce but j'avais fait faire un trocart d'un calibre moyen et modérément recourbé dont la canule présentait une grande fenêtre vers son tiers postérieur.

Avec cet instrument, je perforai la peau à une petite distance de la plaie de la paroi abdominale et je pénétrai dans la vésicule. Puis je poussai le trocart vers le point d'adhérence des deux viscères en dirigeant la pointe avec le doigt.

C'est alors que je perçai les parois de l'intestin et de la vésicule.

Ayant constaté par le toucher que le trocart avait pénétré dans le côlon, je retirai le poinçon et je bouchai le pavillon de la canule.

La canule perforait successivement la paroi abdominale, celle de la vésicule, sa cavité, la partie de la paroi qui correspondait au côlon et enfin la paroi intestinale. Son extrémité plongeait librement dans l'intérieur du gros intestin.

La fenêtre qui se trouvait sous la canule correspondait à la cavité de la vésicule, en sorte que la bile s'écoula par là dès qu'on eut retiré le poinçon.

D'après ce qui précède, on comprendra que la vésicule biliaire communiquait librement avec le côlon par la canule. La bile devait donc se déverser par son ouverture interne dans l'intestin, puisque l'externe était bouchée.

J'avais l'intention de laisser l'instrument en place jusqu'à ce qu'on pût supposer qu'il s'était formé une fistule à l'endroit de la perforation.

Puis je voulais fermer l'ouverture de la paroi externe de la vésicule, soit par suture, soit par cautérisation.

La pression sous laquelle se trouvait le liquide dans la vésicule biliaire devait faire admettre que la bile s'écoulerait dans les intestins sans que des matières puissent pénétrer dans la vésicule.

Du moins, c'était mon idée, mais je dois avouer que mon calcul était faux et que c'est probablement à l'emploi du trocart que je dois l'insuccès de la première opération. Je reviendrai plus tard sur ce point.

Cette opération ne fut pas suivie de réaction, mais, à ma grande surprise, il n'y avait toujours pas de passage de bile dans les intestins et les selles restaient décolorées. Je soupçonnai que la canule était bouchée par des matières ou qu'elle était déplacée par la paroi intestinale.

Je cherchai à la débarrasser et j'espérais enfin pouvoir enlever l'instrument et obtenir la formation d'une fistule. Je laissai la canule en place pendant huit jours, bien qu'il y eût un suintement continuel par l'ouverture de la paroi externe.

Le 2 août 1880, j'enlevai la canule définitivement et, comme la bile s'écoulait par jets, je fermai l'orifice de la ponction par deux fils profonds.

J'attendais les premières selles du malade avec une impatience facile à comprendre : elles étaient décolorées comme auparavant et sans la moindre trace de bile. Mais de l'autre côté il s'était formé une véritable fistule externe à l'endroit de la ponction. Malgré suture, cautérisation et compression le liquide s'écoulait continuellement et mouillait sans cesse le malade.

La tumeur diminuait à vue d'œil et les urines devenaient plus claires.

Je dus reconnaître que mon premier essai avait échoué. Malheureusement je tenais à l'emploi du trocart.

J'attribuai mon insuccès à ce que la muqueuse intestinale n'avait pas été suffisamment écartée et que l'ouverture du côlon s'était fermée dès qu'on avait retiré la canule. C'est pourquoi je résolus d'inciser la vésicule à l'endroit où elle était suturée à la paroi abdominale, d'autant plus qu'il existait déjà une fistule externe. Je pensais alors introduire par l'incision un gros trocart et suturer la plaie quelques jours après.

C'est ainsi que j'exécutai l'opération le 6 août 1880. Le doigt dans la cavité de la vésicule, je constatai partout des parois lisses et je ne sentis aucune trace de tumeur, ni de calcul. J'introduisis alors un gros trocart par l'incision et je perçai la cloison entre la vésicule et l'intestin.

Le trocart resta en place et je rétrécis l'incision par des points de suture boutonnés comme on fait pour les sutures intestinales.

Point de réaction, mais aussi point de succès après l'opération ! Ayant retiré le trocart au bout de quelques jours, je cherchai à suturer la fistule externe, mais je n'y réussis pas.

J'avivai soigneusement les bords de la plaie et je les suturai après avoir invaginé les parois. Néanmoins quelques heures après la bile suintait à travers les points de suture et un peu plus tard la plaie bâillait dans toute son étendue.

Pour éviter que le malade fût continuellement mouillé, je mis dans la vésicule un drain par lequel la bile s'écoula dans un récipient.

Naturellement, par ce procédé, la bile ne pénétra pas dans le côlon dont l'ouverture se fermerait probablement bien vite. En tout cas les matières fécales ne pénétraient pas dans la vésicule.

Maintenant que la bile s'écoulait constamment, elle devint plus fluide. Pendant les premiers jours qui suivirent l'opération, elle était mêlée à du sang et contenait des caillots mous et brun verdâtre ; mais on n'y trouvait ni concrétion, ni calculs et bientôt la bile reprenait son ancienne limpidité.

Bien que j'eusse échoué, je ne voulais pas abandonner mon projet, seulement je me voyais obligé d'en ajourner l'exécution.

Le malade ne voulait plus rester à l'hôpital et le temps me manquait absolument pour aller l'opérer chez lui. Pour le moment j'avais obtenu ce que je devais obtenir par la formation d'une fistule biliaire externe.

L'inconvénient d'une rétention de bile ainsi que le danger d'une rupture de la vésicule étaient écartés. Seulement la digestion continuait à se faire sans le concours du foie.

Je prescrivis au malade du sel de Carlsbad tous les matins, et je lui fis prendre comme nourriture du lait et de la viande, en lui recommandant de s'abstenir de graisses.

La vésicule devait être lavée tous les jours à l'eau tiède. J'espérais vaincre ainsi l'obstacle inconnu qui oblitérait le canal cholédoque.

Ce n'est qu'au commencement d'octobre que je revis le malade. Pas de changement en ce qui concerne l'écoulement de la bile !

La fistule dont la lumière admettait facilement un drain de calibre moyen s'est complètement entourée de peau et présente un aspect infundibuliforme.

Elle est située à la hauteur de l'ombilic à trois travers de doigt en dehors de la ligne mamelonnaire droite.

La tumeur est considérablement diminuée, de sorte qu'elle ne dépasse en bas l'ouverture de la fistule que de quelques travers de doigt.

La palpation et la percussion ne révèlent la présence de la tumeur que dans l'hypochondre et la sonorité commence en dedans avant la ligne mamelonnaire.

La matité correspondant au foie est peu étendue ; elle va de la 7ᵉ côte (sur la ligne mamelonnaire) jusqu'à deux travers de doigt au-dessous du rebord costal.

Tout ce qui se trouve en dedans de la ligne mamelonnaire est sonore.

La vésicule contient facilement 1/2 litre d'eau, si on en fait pénétrer davantage le malade éprouve une sensation désagréable de plénitude et de tension.

Dans ce moment un drain, dont l'ouverture externe est bouchée, oblitère complètement la lumière de la fistule ; tout autour on a disposé de la charpie qu'on fixe au moyen d'un bandage de corps.

Toutes les fois que le malade éprouve une sensation de gêne, il ôte le bouchon et laisse écouler une certaine quantité de bile.

Il renouvelle cette manœuvre trois à quatre fois par jour. La quantité totale de liquide évacuée de cette manière varie de 1/4 de litre à 1/2 litre en 24 heures.

La bile est beaucoup plus fluide qu'auparavant ; sa couleur qui était autrefois vert foncé est devenue jaune doré ; elle est claire, glaireuse et contient des caillots de temps à autre.

Mentionnons qu'elle ne contenait que des traces d'acides biliaires comme le démontre l'examen fait par M. le Dr Léon Frédéric, professeur de physiologie à l'université de Liège.

L'examen des matières fécales fait pendant des mois ne révéla pas la moindre coloration biliaire. La digestion se faisait assez régulièrement grâce à l'emploi du sel de Carlsbad pris tous les matins.

Les selles avaient une consistance pâteuse et une teinte grisâtre ; elles étaient comparables à du ciment. La quantité des selles rendues en 24 heures était énorme ; il est vrai que le malade prenait une nourriture abondante.

La digestion se faisait assez bien, les accès de vomissement avaient complétement cessé. Le malade avait un appétit féroce et dévorait toutes les 3 heures un petit repas, qu'il digérait assez bien.

Il ne se plaignait jamais de lourdeur, ni de douleurs d'estomac.

La coloration ictérique des téguments et des sclérotiques avait complètement disparu ; les urines étaient redevenues normales. La peau était sèche et ridée. Malgré une nourriture abondante et des selles régulières, l'amaigrissement général s'était encore accentué.

Le malade n'était incommodé que par l'écoulement de la bile qui se faisait entre le drain et les bords de la plaie. Il n'éprouvait aucune douleur et marchait sans difficulté ; seulement une grande fatigue dans les membres l'empêchait de faire quoi que ce soit.

L'abdomen restait assez développé, mais la distension qui existait du côté droit avait disparu.

La percussion et la palpation montrèrent que la tumeur avait sensiblement diminué par suite de l'écoulement continuel de la bile.

Le côlon ascendant avait suivi la rétraction de la vésicule : ç'était sans doute sa présence qui expliquait la sonorité en dedans de l'ouverture de la fistule.

Ni le temps, ni les lavages réitérés n'avaient pu rendre au canal cholédoque sa perméabilité.

La formation d'une fistule cholécysto-colique était maintenant aussi bien indiquée qu'elle l'était quelques mois auparavant, l'existence d'une fistule externe n'était qu'une indication de plus.

L'unique moyen de fermer cette fistule était de rétablir l'écoulement de la bile dans l'intestin. Cette fois j'étais décidé à opérer non plus avec le trocart mais avec le bistouri.

Ici je dois noter que le malade ne voulait à aucun prix rentrer à l'hôpital et que je dus l'opérer dorénavant chez lui.

J'avais pour m'assister le Dr Breyre et le Dr Desbastaille, mon assistant. Le premier s'était chargé en outre des soins consécutifs et montra beaucoup d'habileté dans l'exécution de sa tâche.

Le 20 novembre 1880, le malade ayant été précédemment purgé, fut endormi.

Je fis une incision de huit centimètres parallèle à la ligne blanche et à deux travers de doigt en dedans de la fistule.

J'aperçus tout d'abord la paroi de la vésicule et immédiatement à côté, des anses d'intestin grêle, tandis qu'à la première opération, il avait été impossible de ramener l'intestin grêle jusqu'à la paroi de la vésicule.

Ces changements de rapports me firent abandonner immédiatement mon projet d'établir la communication entre la vésicule et le côlon ascendant; projet conçu antérieurement quand la communication avec l'intestin grêle paraissait impraticable.

L'écoulement de la bile dans l'intestin offrait encore de grands avantages pour la digestion.

Je renonçai donc complètement à l'adhérence entre le côlon et la vésicule.

Cette adhérence se trouvait au-dessus du niveau de la fistule externe puisque le côlon avait remonté proportionnellement à la rétraction de la tumeur.

Il ne pouvait y avoir aucun doute sur ce déplacement attendu qu'on apercevait très nettement dans la partie supérieure de l'incision l'appendice vermiforme. Je devais commencer par suturer l'anse la plus rapprochée de l'intestin grêle, à la vésicule du fiel.

Cette fois-ci ses parois n'étant pas aussi minces il n'y eut pas à craindre une déchirure par les fils ; mais une autre difficulté se présenta. Le volume de la vésicule avait beaucoup diminué par l'écoulement continuel du produit de sécrétion.

La vésicule s'était retirée dans la profondeur et la réunion de l'intestin à la partie la plus reculée de la vésicule fut rendue très difficile.

Au moyen de l'index introduit dans la vésicule à travers la fistule, je réussis à passer des fils de soie autour d'une partie circulaire de l'intestin grêle et à l'amener ainsi en contact avec la vésicule.

Après la suture j'incisai au moyen d'un bistouri pointu la cloison qui réunissait les deux organes, de manière à pouvoir introduire un gros drain dans l'intestin.

Celui-ci présentait plusieurs ouvertures latérales pour pouvoir donner passage à la bile. L'un de ces bouts fut amené au dehors par la fistule externe et y fut fermé par une ligature.

Au début j'avais l'intention de suturer les bords de l'incision des deux muqueuses, mais je dus y renoncer, car il était impossible de pénétrer par la fistule externe, assez loin pour passer, avec sécurité, des fils de suture J'avais évité soigneusement l'écoulement de la bile dans la cavité péritonéale et le champ opératoire une fois nettoyé, je suturai les bords de la plaie et j'appliquai le pansement de Lister.

J'avais bien fixé à la fistule externe le drain établissant la communication entre la vésicule et l'intestin.

Pour le moment je ne m'occupai point de la fistule externe ; mon intention était de laisser le drain en place pendant quelque temps pour mieux assurer la communication entre les deux viscères.

L'oblitération de la fistule aurait été inutile car la bile devait nécessairement s'écouler au dehors aussi longtemps qu'elle ne pouvait se déverser dans l'intestin.

Cette opération ne fut pas non plus suivie de réaction inflammatoire du côté du péritoine ; il n'y avait ni douleurs dans le ventre, ni gonflement.

Pendant huit jours le malade fut mis uniquement au lait, ce qu'il supportait assez bien. La plaie abdominale dont les bords avaient été exactement réunis ne guérissait pas, quoiqu'il n'y eût ni vomissements, ni efforts de défécation, et que le malade restàt continuellement dans le décubitus dorsal.

Les bords cutanés bàillaient et s'écartaient même après avoir été réunis par première intention. Pourtant le fond de la plaie se comblait.

En outre, des abcès se formaient au niveau de chaque point de suture (profond ou superficiel). A l'heure actuelle, je ne suis pas encore arrivé à me rendre compte de la formation de ces abcès.

La soie avait été bouillie dans une solution phéniquée à 5 0/0. L'opération et le pansement avaient été exécutés d'après les règles antiseptiques.

Il semblait que le malade appartenait à cette espèce de gens dont le peuple dit : qu'ils ont le sang tourné, c'est-à-dire dont les plaies n'ont pas de tendance à se réunir par première intention. Ce qu'il y a de certain, c'est que plus tard nous vîmes aussi suppurer chaque point de suture et que les plaies des parties molles, sauf celles du péritoine, ne se réunissaient pas par première intention.

On ne pouvait pas accuser la bile de ces accidents puisqu'elle s'écoulait au dehors par le drain et n'entrait pas en contact avec les bords de la plaie.

Cette fois-ci il n'y avait aucun doute que la communication entre la vésicule et l'intestin avait été établie puisqu'il s'écoula un peu de bile dans l'intestin. Mais la plus grande partie se déversait tout de même par la fistule externe ; ce qui continuait à se produire après l'enlèvement définitif du drain (huit jours après l'opération).

La preuve que la communication était bien établie, c'est qu'on trouvait de temps à autre des matières fécales dans la vésicule, pourtant la bile ne passait toujours pas dans l'intestin.

Je ne pouvais m'expliquer la chose que de la manière suivante : les parois de l'intestin grêle s'appliquaient à l'état de vacuité exactement l'une sur l'autre ; l'ouverture de la fistule prenait alors la forme d'une fente dont les bords étaient fermés par la muqueuse intestinale.

Lorsque l'intestin est rempli d'aliments ou d'air, sa pression est supérieure à celle qui existe dans la vésicule biliaire ouverte au dehors.

Dans les deux cas : à l'état de vacuité comme à l'état de plénitude de l'intestin une certaine force est nécessaire pour y chasser la bile.

Cette force n'est autre que la pression de la colonne liquide. Seulement elle ne pouvait probablement pas s'exercer à cause de la petite différence de niveau entre la fistule interne et la fistule externe. Il est vrai que dans le décubitus dorsal la fistule interne est située plus bas que l'externe, mais la différence de niveau n'est que de quelques centimètres.

Lorsque la vésicule se remplissait de bile, sa pression hydrostatique ne suffisait pas pour vaincre celle de l'intestin ou plutôt pour ouvrir la fistule cholécysto-intestinale.

A mesure qu'il s'accumulait plus de bile dans le réservoir il s'en écoulait aussi davantage au dehors ; de même qu'un verre trop rempli déborde. Tout cela me rappelait les expériences faites pour expliquer l'étranglement herniaire, les hypothèses sur la pression dans l'intestin afférent et efférent.

Ce mécanisme diffère comme on sait de celui qu'on observe lorsque des vases communicants rigides sont parcourus par un liquide.

A tous ces obstacles venait s'ajouter l'obligation d'établir la fistule interne en un point plus éloigné du canal cystique que de la fistule externe.

Pourtant la fistule interne était située sur la paroi postéro-interne et la fistule externe sur la paroi antérieure.

Pour le moment, on cautérisait régulièrement la fistule externe avec le thermocautère et on appliquait un pansement compressif qui n'empêchait pas l'écoulement de la bile.

L'état général du malade était relativement bon ; les selles qu'on examinait tous les jours contenaient quelquefois de la bile en petite quantité, mais en général elles étaient aussi grisâtres qu'auparavant.

Trois semaines après l'opération, le pansement resta un jour complètement sec ; il ne s'était pas écoulé une goutte de bile par la fistule externe quoique son ouverture ne fût pas oblitérée et la vésicule non remplie.

Le malade se réjouissait déjà de ce symptôme favorable ; malheureusement la joie fut de courte durée, car le lendemain, tout était comme auparavant ; pourtant, les selles étaient colorées et prouvaient ainsi que la bile s'était bien déversée dans l'intestin. Il me fut impossible de savoir pourquoi la communication avait été interrompue après si peu de temps.

Les cautérisations de la fistule externe n'ayant pas réussi, je suturai les bords après les avoir avivés.

Il n'y eut pas de réunion par première intention, et chaque point de suture suppura.

La fistule cholécysto-intestinale étant perméable, j'avais la ferme conviction de pouvoir oblitérer la fistule externe.

Le succès de cette opération dépendait de la manière dont elle serait faite. Voici les difficultés qui se présentaient : les interventions répétées avaient transformé en un tissu cicatriciel les parties molles autour de la fistule ; la peau s'était excoriée par le contact continuel de la bile ; de petites phlyctènes s'étaient formées, donnant naissance à des ulcérations superficielles.

A l'endroit où le côlon et la vésicule avaient été primitivement suturés à la paroi abdominale, on voyait une large cicatrice très adhérente aux deux viscères. Donc, c'eût été peine perdue que de refaire l'avivement et la suture de la fistule.

Le seul bon moyen, me semblait être la transplantation d'un lambeau tiré des parties molles situées en dehors de la fistule.

Je voulais mettre à nu la vésicule, autour de la fistule, enlever les bords de celle-ci et renverser la paroi en dedans pour la suturer d'après la méthode Lembert.

Le tissu cicatriciel autour de la fistule devait être enlevé et la perte de substance de la paroi abdominale comblée par le lambeau greffé.

Je ne me dissimulais pas un instant la difficulté de cette opération, ni la possibilité de son insuccès par suite des adhérences avec le côlon ascendant et l'intestin grêle.

Ne voulant pas abandonner l'œuvre commencée, *je procédai à l'opération le 9 janvier* 1881.

Le malade étant endormi, je commençai par dilater la fistule externe sans me servir de bistouri et j'y introduisis mon doigt.

Je fis une incision circulaire et je séparai par la dissection la fistule des parties environnantes. L'hémorrhagie du tissu cicatriciel hyperhémié gênait beaucoup.

Je rencontrai d'abord les adhérences intestinales, premièrement celle située au-dessus de la fistule puis celle de l'intestin grêle qui adhérait en outre à la vésicule, en dedans de la fistule externe.

Un nouveau facteur vint s'ajouter à ces difficultés, par l'écoulement de la bile. La vésiculé s'était encore rétractée davantage et avait entraîné la fistule externe qui se trouvait au fond d'un entonnoir cutané.

Cette circonstance d'une part, l'hémorrhagie de l'autre, me forçaient à procéder très lentement.

Après avoir mis suffisamment à nu la paroi de la vésicule, j'enlevai les bords de la fistule et je passai les fils sans perforer la muqueuse.

Puis je taillai un lambeau à pédicule supérieur dans la peau intacte située en dehors de la fistule, en ayant soin d'enlever autant de tissu cellulaire que possible. Je le tournai en dedans sous un angle droit et je l'appliquai exactement sur les bords de la perte de substance.

La face interne du lambeau reposait sur la suture de la fistule externe et était maintenue dans cette position par un tampon de gaze phéniquée.

Pansement de Lister, opium à l'intérieur, lait pour toute nourriture.

Cette opération ne fut pas non plus suivie de péritonite localisée, pourtant son résultat fut déplorable. Au bout de trois jours la bile commençait à suinter à travers les points de suture et derrière le lambeau. La suppuration se faisait au niveau des fils et sur la face profonde du lambeau qui ne s'était pas réuni par première intention, sauf sur une petite étendue.

Quelques jours plus tard il s'écoula de la bile mêlée à des matières par une petite ouverture au bord interne du lambeau.

Je croyais d'abord que ces matières provenaient de l'intestin après avoir traversé la fistule interne et la vésicule, mais je vis bientôt qu'il n'en était rien. L'intestin était perforé et il s'était formé une fistule intestinale.

Ce n'était pas assez, une perforation nouvelle eut lieu au-dessus de la fistule.

Ces perforations étaient évidemment survenues à la suite de la suppuration au niveau des deux endroits où j'avais séparé le côlon et l'intestin grêle de la paroi abdominale et de la vésicule.

La paroi intestinale n'avait été comprise nulle part dans la suture.

Je l'avais fait exprès craignant la section par les fils, mais la paroi intestinale était si mince aux points mentionnés qu'elle n'avait pas pu résister à la suppuration.

Les symptômes de péritonite faisaient encore défaut cette fois-ci.

Voilà ce que je constatai quelques semaines après l'opération lorsque les symptômes aigus avaient disparu.

Les lambeaux cutanés s'étaient tellement rétractés que la fistule externe avait repris son ancien aspect.

En dedans de celle-ci se trouvait la fistule de l'intestin grêle en forme de fente. Elle était surmontée par le bord interne du lambeau. Quant à la fistule colique, elle était arrondie et située au-dessus de la fistule biliaire externe. .

Par la première de ces fistules sortaient des matières liquides, mousseuses, grisâtres, en assez grande quantité ; par l'autre des matières fécales entièrement décolorées.

La bile s'écoulait au dehors comme auparavant, au début elle était mêlée à du pus. A ce moment je croyais le malade perdu.

Le malade fut atteint d'entérorrhagies artérielles dont la cause me resta inconnue.

La dernière opération l'avait en outre très affaibli par les pertes de sang qu'avait amenées le long décollement de la vésicule.

La nutrition souffrait beaucoup de l'écoulement continuel de la bile ; des diarrhées abondantes épuisaient le malade.

Les matières fécales suivaient en partie leur voie naturelle, mais il en sortait aussi par la fistule externe de l'intestin grêle, de sorte qu'on était obligé de changer le pansement 5 à 6 fois par jour.

L'état général du malade était pitoyable. Il était d'une maigreur squelettique ; la peau ridée et sèche présentait de larges escharres au niveau du sacrum et de la crête iliaque et des excoriations sur l'abdomen (produites par le contact des matières fécales). Bref, la situation semblait désespérée.

Les forces du malade n'étaient guère soutenues que par des repas fréquents qui n'étaient jamais suivis de vomissements.

Dans de pareilles conditions je ne pouvais pas songer à opérer le malade ; de plus il était complètement découragé, ce qui était facile à comprendre.

Pendant les mois qui suivirent, je ne le vis que rarement ; c'était le Dr Breyre qui le soignait. A vrai dire j'avais été tellement déçu et je me sentais si impuissant que je me considérais comme coupable vis-à-vis du malade. Il survint heureusement du changement dans le cours de la maladie.

Malgré toutes les complications survenues, l'état général du malade s'améliora d'une manière tout à fait inattendue. La bile commença peu à peu à s'écouler par la fistule cholécysto-intestinale.

Lorsque le Dr Breyre me rapporta ce fait, ma première pensée fut que le canal cholédoque étaient redevenu perméable.

Je croyais d'abord que mon opération n'avait pas réussi, mais les deux fistules intestinales me firent constater mon erreur.

La bile ne se déversait pas dans l'intestin par le canal cholédoque, mais par la fistule biliaire interne, puisque les matières fécales sortant par la fistule de l'intestin grêle étaient décolorées, pendant que celles qui traversaient la fistule colique étaient normales.

La différence des matières qui sortaient par les deux fistules ne laissait aucun doute sur ce fait.

Les matières sortaient décolorées par la fistule de l'intestin grêle évidemment parce qu'elle était située plus près de l'estomac que la communication avec la vésicule biliaire.

C'est au niveau de cette dernière que la bile se mêlait aux matières fécales et cela nous explique pourquoi elles passaient colorées à travers la fistule colique. A leur sortie par l'anus les selles étaient normales et de couleur brun foncé.

Enfin nous avions atteint notre but primitif quoique par bien des détours.

Je crois que le rétrécissement cicatriciel qui suivit la dernière opération avait modifié les conditions mécaniques ; ce qui permettait à la bile de s'écouler dans l'intestin.

Ce sont là sans doute des hypothèses.

En réalité j'ignore le mécanisme par lequel l'écoulement se faisait maintenant.

Je ne comprends pas davantage pourquoi autrefois les matières fécales pénétraient dans la vésicule tandis que la bile n'arrivait pas dans l'intestin.

Au point de vue théorique le traitement avait été suivi de succès, mais en réalité l'état du malade était maintenant pire que jamais.

A la place d'une fistule biliaire il y avait maintenant deux fistules intestinales et la fistule biliaire restait toujours ouverte.

Je saute maintenant une période de plusieurs mois pendant laquelle je ne vis plus le malade.

Ce n'est qu'au commencement d'octobre 1881 qu'il revint me voir.

Il était si changé que je le reconnaissais à peine.

L'état général était excellent, la maigreur avait fait place à un embonpoint modéré, le visage était frais.

Le malade était sur pied toute la journée, faisait régulièrement sa promenade, prenait une nourriture ordinaire et la digérait bien. La principale quantité des matières fécales sortait par l'anus parce que l'ouverture des deux fistules intestinales était fermée par le pansement.

Pour prévenir l'écoulement des matières au dehors, le malade avait bouché les deux fistules avec un tampon de charpie.

Au début ces tampons avaient été tout petits, mais peu à peu ils avaient dilaté les fistules.

A présent la fistule de l'intestin exigeait un tampon de plusieurs centimètres de longueur et de l'épaisseur d'un gros pouce ; tandis que le tampon de la fistule colique présentait le calibre du petit doigt.

Au moyen de ces deux tampons le malade empêchait le passage des matières fécales à tel point que le pansement n'avait besoin d'être changé que tous les deux jours.

Le malade avait introduit, par habidude, dans l'ancienne fistule biliaire un drain dont le bout externe plongeait dans un flacon que le malade portait autour du cou comme un bidon. Ce flacon recevait par jour quelques centimètres cubes d'un liquide séro-purulent, incolore et trouble, sans aucune ressemblance avec la bile qui sortait autrefois par la fissure externe.

A l'examen local, je voyais que la fistule biliaire externe était rétractée comme un entonnoir et j'y pouvais juste introduire une sonde en caoutchouc de moyen calibre.

La fistule colique située immédiatement au-dessus était représentée par une ouverture ronde de la grandeur du petit doigt à travers laquelle la muqueuse faisait hernie comme un bourrelet.

La fistule de l'intestin grêle située à peu près à cinq centimètres en dedans de la fistule biliaire était suffisamment grande pour qu'on pût y introduire le pouce ; elle rappelait assez bien un anus contre nature survenu par gangrène d'une anse intestinale étranglée.

La muqueuse en sortait quelquefois de plusieurs centimètres comme un doigt de gant retourné. Cette énorme dilatation des deux fistules intestinales provenait sans doute de l'introduction des tampons dont le calibre présentait maintenant 5 ou 6 fois son volume primitif.

Et comme les fistules n'avaient pas été cautérisées on pouvait dire qu'elles avaient été dilatées artificiellement jusqu'au maximum de leur calibre.

Néanmoins, le malade avait repris courage ; il me pria instamment de le débarrasser de ses fistules.

La fistule biliaire ne le gênait plus. Il se passait souvent des journées entières sans qu'il s'écoulât une seule goutte de liquide ; probablement la fistule se serait déjà fermée d'elle-même si elle n'avait été maintenue béante par le drain.

L'écoulement de la bile dans l'intestin se faisait régulièrement. Il existait toujours une différence entre les matières décolorées sortant par la fistule de l'intestin grêle et les matières normales passant par la fistule colique et par l'anus.

Il ne pouvait donc s'agir que de l'oblitération des deux fistules intestinales externes. L'étendue de la fistule de l'intestin grêle paraissait une contre-indication pour l'avivement suivi de suture.

Aussi pensai-je un moment à la résection circulaire de l'intestin, mais j'abandonnai bien vite cette idée à cause des adhérences multiples de l'intestin avec la vésicule biliaire et la paroi abdominale.

Pour rendre l'intestin mobile il aurait fallu en mettre à nu une grande partie ; mais je ne voulais pas provoquer le danger d'une suppuration ou même d'une nouvelle perforation. Je craignais aussi de troubler les fonctions de la fistule cholécysto-intestinale par le déplacement des anses intestinales et par la rétraction cicatricielle.

Je me décidai donc à l'oblitération des deux fistules.

Le 14 novembre 1881, le malade étant endormi, je fis une incision circulaire autour de la fistule de l'intestin grêle ; puis je disséquai tout autour la paroi intestinale sur une étendue de trois centimètres.

J'avivai alors les bords de la fistule en les coupant obliquement de dehors en dedans. Je les suturai de sorte que la muqueuse intestinale semblait renversée en dedans, tandis que les bords s'appliquaient exactement l'un contre l'autre.

Les fils ne perforaient pas complètement la muqueuse, mais n'en prenaient que les couches extérieures.

Je coupai les fils au ras. En outre je passai, d'après la méthode Lembert, une série de fils qui mettaient exactement en contact les deux surfaces externes de la surface intestinale. Enfin je mis des points de suture superficiels.

Lorsque j'eus serré les fils, la tension était assez grande ; pourtant je ne voulais pas comprendre dans la suture une plus grande partie de paroi pour ne pas trop rétrécir le calibre de l'intestin. Les bords de la plaie cutanée ne pouvaient pas être réunis à cause de la trop grande tension.

La fistule colique fut avivée et suturée de la même manière.

Je saupoudrai la plaie de la fistule de l'intestin grêle avec de l'iodoforme.

D.   8

J'appliquai par-dessus un pansement qui était traversé par le drain de la fistule biliaire resté en place.

Malgré les mauvaises conditions locales et son gros calibre la fistule de l'intestin grêle se fermait par première intention. Au contraire, la fistule colique dont les conditions avaient été plus favorables se rouvrit.

J'ai la ferme conviction qu'on doit attribuer la guérison de la fistule de l'intestin grêle au pansement à l'iodoforme. La suppuration qui survenait toujours dans les opérations fit défaut cette fois.

Le passage des matières fécales par la fistule colique, trois jours après l'opération, n'influençait nullement la guérison de l'autre fistule ; elle était et restait fermée. Bientôt je vis guérir aussi les ulcérations de la peau par le pansement à l'iodoforme.

La paroi abdominale reprenait peu à peu son aspect normal quoiqu'il fût impossible d'éviter son contact avec des matières fécales provenant du côlon ascendant.

Bien qu'incomplet, le résultat eut une bonne influence sur l'état général. La digestion se faisait régulièrement, de sorte qu'il y eut tous les jours par l'anus des selles abondantes, molles, colorées.

Heureusement, ma crainte de voir l'intestin grêle se rétrécir après l'opération n'était pas fondée.

Une petite partie des matières fécales passait toujours à travers la fistule colique. Souvent, il ne s'en écoulait pas pendant toute une journée ; l'ouverture de la fistule diminuait de calibre, mais elle ne voulait pas se fermer.

J'avais naturellement interdit au malade de l'oblitérer au moyen d'un tampon comme il l'avait déjà fait.

Le malade ne pouvait pas supporter un bandage compressif pour empêcher le passage des matières et accélérer l'oblitération de la fistule. Du reste, il était si heureux de se voir débarrassé de la fistule de l'intestin grêle que pour le moment il ne demandait rien de plus.

Ce long traitement semblait tout de même mener à un bon résultat. Mais l'oblitération de la fistule colique nous donna encore bien du mal au malade et à moi.

D'abord j'en fis cautériser régulièrement les bords ; plus tard, la fistule fut fréquemment avivée au bistouri.

Toutes ces interventions n'amenaient pourtant que le rétrécissement de la fistule. La seule voie qui me restait était de recommencer l'opération.

J'ai précédemment expliqué pourquoi je trouvai la résection intestinale contre-indiquée.

Je procédai donc à l'avivement suivi de suture tout à fait comme la première fois.

L'opération fut difficile et ne donna tout d'abord aucun résultat positif.

Ce n'est qu'après trois opérations analogues que je parvins à réunir
une partie des bords de la fistule, ce qui la réduisit, à peu près, à la moitié
de son calibre.

La cause de l'insuccès était évidemment la présence de tissu cicatriciel
tout autour de la perte de substance. Ce tissu se rétractant écartait puissam-
ment les bords de la fistule.

Les deux dernières opérations ne furent pas suivies de réaction locale ni
générale.

Il semblait, pour ainsi dire, que le péritoine de cet individu était endurci
par toutes ces opérations, il n'y aurait là rien d'étonnant puisque le péritoine
avait été ouvert sept fois en un an et demi.

L'opération de la fistule avait eu lieu à la fin de janvier 1882.

J'avais l'espoir de pouvoir obtenir la guérison complète par des cautérisations méthodiques. Je les fis au thermocautère. La fistule ne se rétrécit que
lentement et par intermittences.

Enfin, au commencement d'avril 1882 j'eus la joie de voir le malade complètement guéri.

La fistule biliaire s'était fermée dès qu'on avait enlevé le drain, avant la
fistule colique.

OBSERVATION II. — *Traitement chirurgical de l'obstruction complète du canal cholédoque.* Un cas par le Dr MONASTYRKI (1).

A. J..., 50 ans, cuisinière, souffrait depuis longtemps de constipation, mais
à part cela était bien portante. Dans la nuit du 20 janvier 1887, elle fut prise
sans cause connue, de malaises, de vomissements, puis de frissons et de sensation de chaleur et de soif. Elle ressentit de violentes démangeaisons de la
peau et son urine produisait des taches jaunes sur le linge. Sa peau n'était
pas, à ce qu'elle disait, colorée en jaune. Elle avait des accès de fièvre jour-
naliers. Quatre ou cinq jours après le début de la maladie, la malade ressentit subitement en marchant une si violente douleur dans l'hypochondre droit
qu'elle ne put plus faire un pas. A ce moment, en palpant la partie droite de
son ventre, elle sentit une tumeur très sensible et deux ou trois jours après,
sa peau se colora en jaune safran.

La malade entra le 3 février à l'hôpital du village Alexandrowo. On trouva
les selles complètement décolorées. Pendant deux mois, accès de fièvre jour-
naliers (la température dépassant pendant ces accès souvent 39°), manque
total d'appétit, amaigrissement, augmentation de la constipation. L'ictère

(1) N.-D. MONASTYRKI. *Chirurg. Westnik,* 1888, n^{os} de mai et juin. Traduit
dans le *Centralblatt für Chirurgie,* 1888, n° 42, p. 778, par G. Tilling.

avait un peu diminué depuis le 9 février, mais il persistait ; on avait cons- taté dès l'entrée de la malade une augmentation de volume du foie, une vésicule biliaire augmentée de volume et douloureuse à la palpation. Le 25 avril, la malade entra dans le service des maladies internes de M. le pro- fesseur Eichwald, à l'institut clinique de la princesse Hélène Pawlowna. On constata chez la malade une faiblesse excessive, une diminution du tissu graisseux, un ictère intense ; le ventre était ballonné. Souffle cardiaque anémique sous la clavicule droite, expiration bronchiale. On sentait à la palpation la vésicule biliaire sous forme d'une tumeur distendue, unie, du volume d'une grosse poire, peu mobile latéralement, et qui suivait les mou- vements respiratoires. A la partie interne de la vésicule biliaire, on sent confusément une masse dure, de laquelle part un prolongement qui semble se diriger en haut, en avant et un peu en dehors, et qui semble se perdre dans l'angle formé par le côté interne de la vésicule biliaire et le bord infé- rieur du foie. Cette masse dure était sensible à la pression. Les matières fécales étaient décolorées, ne renfermant ni acides biliaires, ni cholestérine. L'urine était acide, avait une densité de 1007 à 1016, et donnait la réaction de la bile. La malade avait presque tous les jours à une heure un léger frisson suivi d'une élévation de température, laquelle s'abaissait de nouveau le lendemain matin. L'élévation de température était généralement plus considérable tous les quatre jours.

Comme l'état général de la malade ne s'améliorait pas, mais empirait au contraire, M. Monastyrki fit, le 4 mai 1887, la laparotomie, soit pour enle- ver l'obstacle à l'excrétion de la bile, soit pour créer une fistule de la vési- cule biliaire dans l'intestin grêle. Incision sur la tumeur, longue de 16 cen- timètres, partant de la courbure des côtes et allant parallèlement à la ligne blanche. Écoulement d'environ un litre de liquide ascitique. Les conduits cholédoque, cystique et hépatique furent facilement trouvés, car ils étaient fortement distendus ; au point de jonction du conduit cholédoque avec le duo- dénum on trouva une tumeur assez dure, de surface inégale, adhérant au duodénum. Sous la face inférieure du foie, ganglions métastatiques. M. Monas- tyrki se décida par conséquent à créer une fistule de la vésicule biliaire dans l'intestin grêle. La vésicule biliaire fut sortie de la cavité abdominale et fut ponctionnée ; il s'écoula un liquide trouble, de couleur gris jaune, liquide qui devint de plus en plus épais à la fin de la ponction. On mit ensuite sur la vésicule biliaire deux compresseurs de Rydygier, puis on incisa la vésicule biliaire suivant une direction oblique, sur une longueur de deux centimètres, et on lava sa cavité avec une solution phéniquée à 5 0/0.

On attira ensuite au dehors une anse libre du jéjunum, on la débarrassa de son contenu en la pressant de haut en bas, et on la fixa au dehors par deux fils de soie passés en anse, puis on incisa également cette anse dans la direction longitudinale, et on recouvrit la plaie abdominale avec des serviettes désinfectées, de manière à faire les sutures de la fistule complètement hors de l'abdomen. On sutura la fistule de la manière suivante : on fixa d'abord l'intestin et la vésicule biliaire l'un à l'autre par une suture en surjet qui ne comprenait que la séreuse et on entoura cette suture en surjet d'un cercle de sutures entrecoupées de Lembert. On enleva ensuite les compresseurs qui étaient sur la vésicule biliaire, ainsi que les deux fils de soie qui servaient à attirer au dehors le jéjunum, et on ferma la plaie abdominale.

La malade supporta bien l'opération.

Le 18 mai, on change le pansement et on enlève les points de suture profonds de la paroi abdominale.

Fin mai, la malade se promenait au jardin.

La fièvre cessa le jour de l'opération. État général bon, cependant l'amaigrissement continue à progresser.

L'ictère devint moins intense, mais ne disparut pas complètement.

Urine abondante et plus claire qu'avant l'opération ; on pouvait cependant encore y déceler des traces de pigments biliaires.

La première selle après l'opération se produisit au bout de neuf jours, c'était une masse colorée en noir, probablement par du sang ; les selles qui suivirent celle-ci, et jusqu'au 22 mai, étaient des matières fécales complètement décolorées comme avant l'opération.

Le 23. Selle colorée.

Du 27 au 28 mai. Selles de nouveau décolorées.

Du 30 mai au 5 juin. Selles normales, puis, plus tard, selles décolorées.

A partir du 22 juin, vomissements fréquents ; douleurs au creux épigastrique.

Le 4 juillet, la malade mourut au milieu de symptômes analogues à ceux produits par le rétrécissement du pylore.

Autopsie.— Estomac très ballonné. En ouvrant l'anse du jéjunum qui était suturée à la vésicule biliaire, on aperçoit dans cette anse une petite ouverture ronde à bords lisses qui fait communiquer cette anse avec la vésicule biliaire et qui permet l'introduction du petit doigt.

Longueur de l'intestin depuis le commencement du jéjunum jusqu'à la fistule, 2^m,11^c ; longueur de l'intestin depuis la fistule jusqu'au cæcum, 4^m,44^c.

L'endroit où siège la caroncule duodénale était envahi par des abcès cancéreux. La masse cancéreuse cheminait sans interruption jusque sur la tête du pancréas, qui était sans nul doute le point d'origine de la masse cancéreuse.

Observation III. — *Cholécystentérostomie*, par O. Kappeler (1).

Le nommé L... Max, âgé de 55 ans, chauffeur, fut admis à l'hôpital le 23 avril 1887. Il nous fit le récit suivant sur ses antécédents pathologiques et sur ceux de sa famille, et nous raconta le commencement et l'évolution de son ictère.

Son père mourut phthisique à 52 ans, sa mère après une courte maladie à 55 ans.

Le plus jeune de ses quatre frères mourut à l'étranger d'une maladie restée inconnue, ses trois autres frères vivent et sont bien portants.

Le malade lui-même est marié depuis 1862 et père de deux enfants qui se portent bien. Il était auparavant fort et bien portant sauf quelques petites blessures qu'il se fit au pied en travaillant.

Le 13 décembre 1886, il tomba, en travaillant, dans une cuve, et fut porté chez lui. Pendant trois jours il eut la fièvre et fut très faible. Pendant les quinze jours qui suivirent, il ne put pas travailler à cause d'oppression, de faiblesse et de perte d'appétit.

Au bout de ces quinze jours, il reprit son travail à l'usine et le continua sans interruption jusqu'au 28 février. Toutefois, le 20 février il avait déjà remarqué qu'il était ictérique.

Le médecin qu'il consulta reconnut l'ictère. Cet ictère s'était par conséquent manifesté sans vomissements, sans douleurs de ventre, seulement par une sensation de grande faiblesse et de perte d'appétit. Ces symptômes ne forcèrent pas le malade à prendre le lit, mais il dut quitter son travail. Le médecin traitant assista à l'évolution suivante jusqu'au 23 avril. Il n'y eut jamais de vomissements ni de coliques, jamais d'ascite, ni d'œdème. Par contre, il eut du manque d'appétit, avec faiblesse et amaigrissement. Le sommeil fut troublé par un prurit cutané intense.

Il observa un ictère persistant avec selles décolorées et une urine colorée par du pigment biliaire. Le foie se tuméfia peu à peu et on observa que, pendant ces quatre semaines de maladie, une tumeur de la vésicule biliaire s'était formée.

La thérapeutique consista en administration de sel de Carlsbad, en massage et en faradisation de la vésicule biliaire.

Lorsque le malade entra à l'hôpital, le symptôme dominant était un ictère foncé. La face, les mains et les autres parties du corps étaient d'une couleur bronzée, jaune noirâtre. Les sclérotiques étaient d'une couleur jaune orange et la muqueuse buccale d'un jaune intense. En même temps, le malade

(1) O. Kappeler. Die einzeitige Cholecystenterostomie. *Correspondenz-Blatt für Schweizer Aerzte*, 1er september 1887, p. 513.

était maigre, faible, fatigué. Il ne pouvait rester levé que quelques heures. La langue était sale. L'appétit changeant, tantôt de la boulimie, tantôt un appétit modéré, tantôt de l'anorexie. Les selles étaient sèches, fétides et d'une coloration rougeâtre. Il n'y avait pas de douleurs de ventre et il n'y en avait jamais eu. L'urine était brun foncé avec un disque jaunâtre. Elle ne renfermait ni albumine ni sucre. La réaction de Gmelin décelait la présence de la bile. La peau présentait à la partie postérieure de la tête, à la poitrine, à la partie supérieure des cuisses, des traces de coups d'ongles et le symptôme qui tourmentait le plus le malade était un prurit permanent sur la peau, surtout la nuit à cause de la chaleur du lit. Il en résultait une insomnie presque complète qui épuisait le malade. Soixante-quatre pulsations, 37° de température.

L'examen des poumons et du cœur ne décela rien d'anormal. Bruits du cœur obscurs et sans souffle. La voix était remarquablement éteinte, parfois enrouée et fatiguée. Le laryngoscope ne décela rien d'anormal en dehors de l'ictère des cordes vocales. L'abdomen était un peu balonné dans ses parties inférieures. Le côlon ascendant et le côlon descendant formaient des bourrelets qui se dessinaient sur les parties avoisinantes. Les parois abdominales étaient flasques. La pression ne déterminait aucune douleur. La matité du foie commençait sur la ligne mamelonnaire au bord supérieur de la septième côte et dépassait d'un travers de doigt le bord libre des fausses côtes. Sur la ligne médiane, la limite du foie se trouvait au milieu de la distance qui sépare l'appendice xyphoïde du nombril. Du bord inférieur du foie vers son milieu partait une tumeur adhérente à l'organe, et le débordant de cinq à six centimètres. Cette tumeur avait la forme d'une poire, était résistante et élastique et on pouvait y constater une fluctuation manifeste quand les parties de l'abdomen étaient relâchées.

La partie la plus inférieure de cette tumeur descendait au-dessous de la ligne des épines iliaques. Le bord inférieur du foie était assez tranchant, sa surface était lisse, ferme, nulle part douloureuse à la pression.

La matité de la rate mesurait sept à huit centimètres de hauteur. Cette matité ne dépassait pas la partie antérieure de la ligne axillaire et l'organe n'était pas senti à la palpation.

Les ganglions inguinaux de chaque côté étaient facilement sentis, ils étaient un peu tuméfiés, mais pas durs. Pas d'œdème. Les particularités suivantes sont à noter depuis l'entrée du malade jusqu'au 6 juin.

L'ictère resta le même, la peau se colora de plus en plus. Les sclérotiques devinrent encore plus jaunes et le malade était pour les autres malades un objet d'épouvante et de pitié. Les selles avaient toujours la couleur gris clair qu'elles présentaient le jour de l'entrée et l'urine donnait la réaction de la bile chaque fois qu'on l'analysait. Le prurit insupportable de la peau qu'on ne pouvait calmer ni par les bains, les compresses humides, la morphine à haute dose, causait des insomnies et rendait la vie insupportable au malade. En outre, il avait entendu dire par son médecin qu'on pouvait guérir cette maladie par une opération.

Il sollicitait donc instamment l'intervention.

L'état général souffrait de cette situation par suite de manque de sommeil, quoique l'appétit fût conservé. Le corps avait augmenté de quatre livres du 29 avril au 28 mai par suite du repos et de la nourriture meilleure que le malade avait à l'hôpital. Le poids du corps diminua de deux livres du 28 mai au 4 juin. Le malade devint plus faible à vue d'œil, sa voix s'affaiblit, se fatigua ; il devint presque aphone. Son caractère s'aigrit; il se sentait mourir.

Il n'y eut pas de ralentissement du pouls à proprement parler. Les pulsations oscillaient de 64 à 76 à la minute. Il n'y eut pas d'élévation de température, même passagère. Au contraire elle se montrait plutôt au-dessous de la normale, c'est-à-dire entre 36 et 37°, et le soir elle ne dépassait jamais 37°,4.

Pendant tout le temps de son séjour à l'hôpital, il ne se plaignit jamais de douleurs, ni dans le ventre ni dans le côté droit. Une seule fois pendant un temps très court il eut une sensation de tension dans la région du foie.

Les limites de la matité du foie restèrent ce qu'elles étaient. La tumeur fluctuante et élastique qui faisait saillie sous le bord du foie et que l'on avait diagnostiquée comme étant une tumeur de la vésicule biliaire, devint de plus en plus manifeste et augmenta dans sa longueur et dans sa largeur.

Comme nous l'avons déjà dit, le traitement dirigé contre le prurit de la peau n'eut aucun succès. On injecta systématiquement et régulièrement de grandes quantités d'eau dans le rectum sans résultat pour l'ictère.

Le diagnostic était facile jusqu'à un certain point. L'ictère foncé, les selles décolorées, l'urine renfermant de la bile, la tuméfaction du foie et la tumeur de la vésicule biliaire permettaient avec certitude de reconnaître l'imperméabilité du canal cholédoque.

Comment cette imperméabilité s'était-elle produite, c'est ce qu'il était difficile de dire avec certitude. On pouvait de suite éliminer un ictère catarrhal simple à cause de l'inefficacité de tous les moyens thérapeutiques employés jusqu'alors. Le manque de coliques hépatiques antérieures et l'absence de douleurs dans le ventre, dans la région hépatique, rendaient très improbable aussi l'obstruction du canal cholédoque par des calculs biliaires. On n'avait aucune raison non plus de croire à l'obstruction du cholédoque à la suite d'un processus inflammatoire du foie et des canaux biliaires, comme cela se rencontre quelquefois lors d'adhérences, d'étranglement, etc. On ne pouvait pas non plus croire à une obstruction par des parasites.

A l'examen du ventre on ne sentait pas de tumeur, mais comme le foie était hypertrophié on pouvait toujours se dire que le résultat négatif de la palpation n'éliminait pas cette hypothèse, car cette tumeur pouvait partir soit de la veine porte, soit du pancréas ou du duodénum.

Dans le foie même on ne sentait pas de noyaux indurés.

Mais comme une obstruction permanente du cholédoque avec les conséquences qu'elle entraîne, amène infailliblement la mort et qu'on ne peut pas et ne doit pas attendre pour intervenir chirurgicalement que l'épuisement du malade ait atteint un degré tel que toute intervention se trouve par là même éliminée, je cédais aux supplications du malade et je lui proposai de faire une incision exploratrice, en me réservant, d'après ce que je trouverais, de terminer l'opération par cette incision ou d'aller plus loin. Cette proposition fut acceptée avec reconnaissance par le malade.

Opération. — Je n'énumérerai pas les préparatifs nécessaires à toute laparotomie.

Le 6 juin 1887 dans la matinée on fait l'opération de la manière suivante :

Incision longitudinale parallèle à la ligne blanche sur le bord externe du muscle droit de l'abdomen, longue de vingt centimètres, située environ sur le milieu de la tumeur formée par la vésicule biliaire et commençant au-dessous du rebord costal. On sépare couche par couche la peau, le tissu cellulaire, le fascia superficialis. On arrive alors sur quelques fibres du muscle droit, puis, en les écartant, sur les tissus fibreux situés au-dessous du muscle. On fait l'hémostase. On traverse ces tissus fibreux ainsi que le péritoine qui est épaissi et opalescent. On aperçoit alors de suite à travers la plaie, le foie et la vésicule biliaire fortement distendue. Elle a la forme d'un œuf d'oie qui reposerait sur sa pointe. En palpant la vésicule biliaire attentivement jusqu'au canal cystique, on reconnaît que toutes ses parois sont isses et ont une consistance molle et fluctuante. On ne sent nulle part de concrétions. La face inférieure du foie présente partout une surface lisse. L'estomac et le pylore donnent une sensation lisse et unie. On sent par contre une tumeur bosselée du volume du poing située obliquement sur la colonne vertébrale et un peu mobile sur elle. Cette tumeur d'après la situation répond au pancréas. On attire un peu la vésicule, on la maintient hors du péritoine au moyen de compresses chaudes, salicylées et on la ponctionne avec un trocart de moyenne grandeur. Il s'écoule un jet de bile noir-verdâtre, filante, en tout 350 gr. On nettoie ensuite avec soin la vésicule biliaire avec de l'eau salicylée. On explore ensuite le hile du foie et les régions voisines. On obtient le même résultat que la première fois.

Maintenant la situation était claire : le canal cystique était perméable, car dans la vésicule hypertrophiée, on avait trouvé de la bile non altérée. Mais le canal cholédoque était probablement comprimé par une tumeur dépendant du pancréas. Peut-être que la tumeur entourait complètement le canal cholédoque ou bien elle avait envahi les parois de ce canal. Comme il n'était pas question de pouvoir tenter l'extirpation de la tumeur, on pouvait faire une des trois choses suivantes :

1° Fermer la vésicule et la réduire ;

2° Créer une fistule biliaire externe ;

3° Mettre la vésicule biliaire en communication avec l'intestin.

Mais fermer la vésicule biliaire après l'avoir vidée et la réduire, n'aurait fourni au malade aucun bénéfice durable. Cela aurait pu, par contre, produire cette complication regrettable que lorsque la vésicule biliaire se serait remplie de nouveau, la suture aurait pu céder.

En créant une suture biliaire externe, on aurait bien remédié à l'ictère, mais on aurait supprimé l'action de la bile pendant la digestion et on aurait eu tous les ennuis d'une fistule externe.

Je me décidai donc franchement à créer une fistule de la vésicule biliaire dans l'intestin.

Il ne pouvait être question de créer cette petite fistule avec le duodénum à cause de sa situation profonde par suite de l'augmentation et du déplacement du foie. Je me décidai par conséquent à choisir comme lieu d'élection pour l'arrivée de la bile dans l'intestin, l'anse de l'intestin grêle la plus proche et qui pouvait être accolée à la vésicule biliaire sans traction et sans couture de l'intestin. Le côlon ne fut pas visible.

Après avoir fermé provisoirement l'ouverture faite par le trocart dans la vésicule, on attire l'anse de l'intestin grêle la plus proche, on la vide de son contenu par pression, et on la sépare momentanément du reste de l'intestin dans une longueur de 6 c. en passant deux catguts à travers le mésentère au moyen de l'aiguille pour ligature et en les tenant soulevés. On ouvre maintenant l'anse intestinale ainsi isolée au moyen d'une incision longitudinale de 2 c. Puis on agrandit avec les ciseaux l'ouverture du trocart dans une longueur égale et dans la même direction que l'incision faite à l'intestin. On rapproche maintenant les incisions l'une de l'autre. On place en arrière des fils pour unir séreuse à séreuse d'après la méthode de Woelfler pour l'estomac, puis au-dessus des points serrés pour unir les deux muqueuses. Cette suture des muqueuses est continuée sur les côtés et en avant, de façon à former un anneau complet permettant l'introduction d'un crayon. Enfin, sur les côtés et en avant, où il en manque, on place des points de suture de Czerny.

On désinfecte avec soin les lignes de suture avec la solution salicylée, on inspecte encore avec soin les points de suture, puis on réduit l'intestin et la vésicule biliaire. Une partie de l'épiploon saillante dans la plaie fut étalée avec soin sur la ligne des sutures.

Maintenant on procéda à la suture de la paroi de la façon suivante : suture continue au catgut du péritoine, suture identique de la couche musculaire, enfin suture continue à surjet ; pas de drainage.

Ensuite, collodion iodoformé, ouate de bois et bande de flanelle. Chloro-forme, environ 100 grammes. Après l'opération le malade respirait forte-ment et régulièrement, avait 60 pulsations.

Le liquide retiré de la vésicule avait un poids spécifique de 1010 et une réaction alcaline ; il présentait la réaction de la bile par l'acide azotique nitreux et par la réaction de Pettenkoffer. Les parties concentrées de ce liquide renfermaient des cristaux de cholestérine.

Le jour de l'opération, le malade fut sous l'influence du chloroforme jus-qu'au soir. Il se plaignait de la soif et d'une sensation de tension au niveau de la plaie et dans le bas-ventre.

Le 7 juin. Pouls fort, 88 pulsations, 37°,7 le matin. Faciès reposé. Quel-ques douleurs au niveau de la plaie et sensation de grande faiblesse dans le bras droit. Soif vive. Tension dans le bas-ventre. Émission de vents. Urines un peu troubles et foncées, présentant nettement la réaction de la bile. Température 37°,9 et le soir 38°,1. Lait glacé, malaga, eau de Seltz. Deux lavements avec 15 gouttes de teinture d'opium. Le soir, injection de mor-phine de 0 gr. 015.

Le 8. Le malade a bien dormi, mais a souffert de la soif. A 5 heures, le matin, il souffre quelques instants dans la région du foie. État général bon. Pouls 88. Température 37°,4. Toujours soif vive, voix enrouée et sourde. Langue humide, bas-ventre plus souple, indolore à la pression. Émission fréquente de gaz, pas de selle. Coloration ictérique. Le soir, pouls 128, température 38°,4. Petit lait, lait doux, malaga avec eau de Seltz, 30 gouttes de teinture d'opium par lavement. Le soir, injection de morphine.

Le 9. Bonne nuit, mais soif vive, traits tirés, sécheresse dans la gorge, voix faible et éteinte. Pouls 110, dépressible, 38°,2. Bas-ventre souple et indolore à la pression. Émission de gaz. Pigment biliaire dans l'urine. Som-nolence et faiblesse dans la main droite. Le prurit de la peau n'a pas encore disparu, mais il est moins intense. La coloration des sclérotiques a passé au jaune clair. Température à 1 heure du soir 38°,6, le soir à 5 heures 37°,9, pouls 120. Même régime. Il prend du petit lait en assez grande quantité.

Le 10. Dans la nuit deux vomissements qu'on attribue à l'absorption du petit lait. On n'ordonne plus que de la glace et du malaga avec du beef-tea ; 120 pulsations ; 38°. Évacuation du rectum au moyen d'un lavement d'eau tiède pour le débarrasser d'une quantité de matières fécales grises et demi-liquides qui le remplissaient. Dans l'urine, on trouve du pigment biliaire ; par contre, dans les matières vomies, en les filtrant, on ne peut pas déceler de pigment biliaire. Pas de douleurs, soif modérée. A partir de ce jour, la température se maintient au-dessous de 38° et le pouls au-dessous de 100. On se borne à une injection de morphine le soir.

Le 11. Le malade rend le beef-tea qu'il a absorbé, on le remplace à partir de ce moment par du bouillon glacé, 1040 centimètres cubes d'urine contenant toujours du pigment biliaire. Prurit presque complètement disparu Sclérotiques jaune soufre à la place de la coloration jaune orange. Le malade va à la selle pour la première fois et ses matières sont jaune paille

A partir du 12 juin, amélioration rapide et persistante. Le malade se sent bien, sa voix s'affermit, l'appétit revient. Il n'y a pas de douleur dans le bas-ventre qui est souple et indolore. Langue humide.

Une selle tous les jours avec matières légèrement colorées comme les selles des nouveau-nés. La quantité d'urine en 24 heures oscille entre 1120 et 1550 centimètres cubes.

Le 14. L'urine ne donne plus pour la première fois la réaction de la bile et ce jour-là on permet la viande comme nourriture.

Le prurit est insignifiant et persiste à peine au niveau de la nuque. Les sclérotiques deviennent plus claires chaque jour ainsi que la peau. On cesse la morphine.

Du 14 au 22. La convalescence s'établit et les forces du malade reviennent rapidement. Sommeil et appétit excellents.

La plaie, réunie par première intention, n'est plus recouverte qu'avec du collodion iodoformé et du protective. Prurit rare localisé à la nuque.

L'épiderme se détache par lambeaux sur le tronc et les extrémités et la coloration jaune de la peau fait place à une coloration gris brun comme avant la maladie. Le bas-ventre est souple et complètement indolore. Tous les jours scibales de couleur soufrée donnant, diluées dans l'eau, la réaction de Pettenkoffer.

L'urine devient chaque jour plus claire (1200 à 1500 gr. en 24 heures). Le 19 juin, elle est devenue jaune paille et ne renfermait plus de pigment biliaire.

Les sclérotiques devinrent de plus en plus claires.

Du 22 juin au 1er juillet. Le malade se lève pour la première fois le 22 juin, il ne souffre pas du ventre, il se plaint seulement de sensation de malaise et de faiblesse du bras droit. Il reprend rapidement ses forces. Sa voix redevient vibrante. La peau et les sclérotiques deviennent de plus en plus claires. L'urine est normale et les selles uniformément jaunes. Le malade, pesé le 27 juin, a augmenté de 4 kilog. 500.

Dans la nuit du 30 juin il fut pris, dans le côté droit, de douleurs que l'on dut localiser dans le foie ; la respiration étant normale au-dessus. Quand il se couchait sur le côté gauche, il éprouvait une sensation de déchirure et de tiraillement. Ces douleurs continuèrent jusqu'au 5 juillet avec élévation de température ; selles décolorées sans ictère.

Les selles redevinrent normales le 11 juillet.

Pendant que les selles étaient décolorées on trouvait quand même du pigment biliaire au moyen de la réaction de Pettenkoffer. En les agitant avec de l'éther l'acide osmique décelait la présence de la graisse.

Aujourd'hui (juillet 1887), comme vous pouvez le constater sur le malade, on observe ce qui suit :

Le malade jouit d'une très bonne santé, il ne souffre plus, il est encore aigre mais a augmenté de deux kilogr. depuis la dernière pesée. La peau est fortement pigmentée comme elle l'était auparavant, mais sans ictère, les sclérotiques sont parfaitement blanches, la muqueuse buccale est rose sans teinte jaunâtre. 64 pulsations. La température oscille entre 37° et 37o,5. L'urine est jaune paille sans albumine et sans pigment biliaire. Les selles sont jaune brun. Pas d'œdème. L'abdomen est déprimé dans sa partie supérieure et légèrement ballonné en bas au-dessous de l'ombilic.

La cicatrice est rougeâtre et s'étend depuis deux travers de doigt du rebord costal jusqu'à un travers de main au-dessus du ligament de Poupart. Elle est distante de trois travers de doigt de l'ombilic. Pas d'éventration. On ne sent plus de tumeur, mais à sa place une sorte de résistance probablement due à l'adhérence des organes suturés aux parois abdominales. Le foie est manifestement devenu plus petit. Il ne dépasse plus les fausses côtes que de deux à trois travers de doigt. La hauteur de la matité du foie sur la ligne mamelonnaire est de 13 centimètres.

La matité de la rate est petite. A la palpation du ventre on ne sent pas de tumeur, ce qui prouve que la tumeur que le foie recouvre toujours, n'a pas augmenté de volume. Le malade quittera demain l'hôpital.

Fin de l'observation (1). — Depuis sa sortie de l'hôpital, le 15 juillet, je vis le malade encore deux fois. La première fois, le 11 août, quatre semaines après sa sortie. Le contraste était frappant ; sa mine autrefois cachectique était maintenant excellente, sa voix n'était plus cassée et il avait retrouvé ses forces. Il avait augmenté de dix-sept livres. Son appétit était revenu et il comptait bientôt reprendre son travail. Plus de trace d'ictère, l'urine était claire, couleur jaune paille, et ne donnait plus de pigment biliaire au moyen de la réaction de Gmelin.

Les selles étaient devenues rouge brunâtre. L'abdomen est moins plat, la cicatrice forme une ligne rosée. La matité du foie est à peu près normale, elle dépasse le rebord costal dans la ligne mamelonnaire seulement de trois centimètres ; sur la ligne parasternale de deux centimètres. La hauteur de la matité du foie sur la ligne mamelonnaire est de douze centimètres ; sur a ligne parasternale de onze centimètres et sur la ligne médiane de huit centimètres. Le lobe gauche du foie est à sa place normale. La consistance du foie est normale sur la ligne mamelonnaire et sur la ligne parasternale. Au niveau de la cicatrice la consistance est également normale et on ne sent plus les épaississements qu'on sentait avant l'opération.

(1) O. KAPPELER. Nachmals die einzeitige cholecystenterostomie. *Corresp. Blatt fur Schweizer Aerzte,* 15 februar 1889, p. 97.

20 septembre. Le malade écrivit qu'il avait repris son ancienne place de chauffeur dans une fabrique depuis le 20 août sans que sa santé s'en ressentît. De plus, qu'il supportait toutes les boissons et tous les aliments et qu'il avait de nouveau augmenté de poids.

9 octobre. Il se présenta de nouveau et j'observai les faits suivants : teint fortement pigmenté, sclérotiques tout à fait blanches, muscles en bon état et un peu d'embonpoint. La paroi abdominale est plus épaisse.

L'augmentation du poids depuis le 11 août est de cinq livres. La cicatrice est blanche, pas de traces d'éventration. L'urine jaune clair, selles brunes. Le foie dépasse le rebord costal de deux travers de doigt. La hauteur de la matité hépatique sur la ligne mamelonnaire droite est de 9 à 10 centimètres, sur la ligne parasternale elle est de 9 centimètres ; sur la ligne parasternale droite on ne sent plus le lobe gauche hypertrophié. En palpant le ventre on ne sent plus de tumeur dans la profondeur.

Depuis ce temps je ne vis plus le malade jusqu'au jour de sa mort qui eut lieu le 23 décembre 1888. J'ai appris par ses parents et par son médecin traitant M. le Dᵣ Haffter que le malade s'était bien porté jusqu'à la fin de janvier 1888. A cette époque, il se produisit des douleurs au niveau du creux épigastrique s'irradiant vers le dos et survenant après le repas sous forme de crises. Au commencement d'avril les vomissements se produisirent pour la première fois et devinrent de plus en plus fréquents.

Voici le rapport du Dᵣ Haffter : Le malade vint me trouver à ma consultation le 10 juin et se plaignit de diarrhée et de vomissements. Il est un peu maigre et aurait diminué de quinze livres depuis avril 1888. Les conjonctives sont jaunâtres. La peau renferme beaucoup de pigment comme après un ictère ancien. Estomac manifestement dilaté ; à la palpation il y a du gargouillement dans l'estomac et dans l'intestin. La paroi abdominale n'est pas libre, on sent au niveau de la cicatrice une petite bride qui doit être attribuée à des adhérences intestinales. Le rebord du foie et la région pylorique sont douloureux. Le malade refuse le lavage de l'estomac et je lui fis une prescription. Le 8 juillet : Le malade allait relativement bien depuis qu'il suivait cette prescription, la diarrhée et les vomissements avaient cédé. Il pouvait travailler. Son poids était descendu à 57 kilog. La résistance dans la région pylorique s'est accentuée et on peut sentir une tumeur. Je lui fis une dernière ordonnance. Le 10 juillet, il dut cesser son travail. Le 17, on lui fit un lavage de l'estomac qui permit de retirer un liquide fortement acide ainsi que des noyaux de cerises que le malade avait avalés dix jours auparavant. Le malade se trouva très bien de ce traitement.

Pendant les six semaines qui suivirent on lui fit encore quatre lavages. Ce qui était surprenant c'est que la qualité des aliments n'avait pas d'action spéciale sur la digestion. Il pouvait parfois prendre les mets les plus étranges sans en être incommodé tandis que d'autres fois sans raisons il éprouvait des maux d'estomac et avait des vomissements. Les douleurs spontanées ne se manifestèrent que douze jours avant son entrée à l'hôpital. A ce moment les matières vomies étaient mélangées à des matières brunâtres ce qui ne s'était pas produit précédemment. Augmentation de l'amaigrissement, perte des forces, pigmentation plus accentuée comme dans la maladie d'Addison. Les douleurs devinrent si vives vers le 17 septembre qu'il fallut donner au malade de la morphine. Enfin, le 18 septembre le malade se décide à entrer à l'hôpital.

Comme je l'ai déjà dit je ne vis le malade que le jour de sa mort et un examen pratiqué très doucement à cause de sa grande faiblesse me donna les résultats suivants :

Le malade est très faible, pouls imperceptible, bruits du cœur affaiblis avec léger souffle systolique. Voix rauque et sans force, langue sèche, amaigrissement très considérable, traits tirés et pommettes saillantes, yeux excavés. Le malade répond lentement, mais distinctement. Il se plaint surtout de vertiges et de douleurs légères dans le ventre sans localisation spéciale. Quelquefois léger tremblement des mains, peau pâle et bronzée. Pas de tracé d'ictère. Les sclérotiques blanches. Pupilles moyennement dilatées réagissant mollement. Pupille droite un peu plus large que la gauche. L'abdomen présente une configuration tout à fait spéciale ; beaucoup de météorisme avec une dépression dans un triangle formé par le rebord costal droit, l'ombilic et l'appendice xyphoïde.

La cicatrice ne présente pas d'éventration, elle se réduit à une ligne blanche mince de 20 centimètres de longueur. Matité du foie et de la rate à peu près normale. En palpant on trouve entre l'ombilic et le rebord costal droit, juste au milieu, une tumeur dure, élastique, immobile et située sur la colonne vertébrale. On ne peut limiter la tumeur à la palpation qu'à sa partie inférieure. Le même jour, à huit heures trois quarts du soir le malade mourut.

Autopsie, le 24 septembre à dix heures et demie du matin. — Corps très amaigri. Rigidité cadavérique moyenne. Commencement de coloration bleu verdâtre de la paroi abdominale.

Rien à l'ouverture du crâne à part un léger épaississement des méninges.

La cicatrice du ventre mesure 21 centimètres, elle est parallèle à l'axe du corps. Pour trouver les intestins autant que possible dans la même situation que pendant la vie, on pratique avant l'ouverture du thorax l'ouverture de l'abdomen au moyen d'une incision longitudinale à gauche de l'ombilic puis d'une seconde incision faite transversalement. On ne découvre ainsi, à part le rebord du foie, qu'un estomac très dilaté et dans l'hypochondre droit une anse intestinale. L'estomac distendu d'une façon colossale s'étend sous le rebord costal gauche à 11 centimètres en haut. La grande courbure s'étend jusqu'à la ligne axillaire gauche. En bas il atteint la région inguinale et la vessie. A droite, il s'étend jusqu'au delà de la ligne mamelonnaire et n'admet entre lui et la paroi qu'une anse intestinale. L'antre du pylore a une direction ascendante oblique de gauche à droite comme la première portion du duodénum. La seule anse intestinale qui soit visible est précisément celle qui est suturée à la vésicule biliaire. Cette vésicule et l'endroit de l'anse suturée sont soudés à la paroi abdominale par des brides fibreuses. On sectionne ces adhérences avec précaution au moyen du scalpel et des ciseaux, on rabat complètement la partie gauche de la paroi abdominale et on repousse vers la gauche le pylore. On voit alors encore mieux la vésicule biliaire étirée et allongée. Elle dépasse le rebord du foie de 7 centimètres et elle est comme à cheval sur le côlon qu'elle ne déprime pas ni ne comprime. Après avoir soulevé l'estomac et le commencement du duodénum et les avoir séparés du côlon transverse, on relève le foie en dehors et en haut. On voit alors la veine porte, et en mettant à nu le sillon du foie, on aperçoit le conduit cholédoque quadruplé de volume et le canal cystique augmenté de longueur et sinueux.

La grande dilatation de l'estomac et de la partie horizontale du duodénum, l'affaissement des autres parties du duodénum firent supposer qu'il y avait occlusion à la partie moyenne de cet intestin. Pour voir où siégeait exactement cette occlusion, on lie l'estomac au niveau du pylore et le duodénum à sa jonction avec le jéjunum. On pratique alors une ouverture au-delà de chaque ligature, et par chaque ouverture on introduit un doigt. On peut voir ainsi que le calibre était partout conservé, que la muqueuse était partout intacte, ainsi que le duodénum à la limite de sa partie moyenne et de sa partie inférieure était comprimé jusqu'à accolement de ses parois par la tête du pancréas qui était tuméfiée. Une sonde introduite dans le canal cholédoque pénètre avec une certaine résistance jusque dans l'intestin. Après l'ouverture de ce conduit sur la sonde, on voit qu'il est fortement dilaté jusqu'à l'endroit où il pénètre dans le pancréas (sa circonférence est de 4 cent.) Là il se rétrécit subitement. Ses parois sont encore reconnaissables dans le tissu du pancréas, mais elles sont comprimées parfois jusqu'à l'oblitération de la lumière du canal. Lorsqu'on examine le pancréas en commençant par la queue de cet organe on ne trouve aucun changement si ce n'est quelque augmentation de largeur en certains points. Par contre la tête de cet organe est transformée en une tumeur du volume d'un œuf environ. Cette tumeur est bosselée, résistante, à la coupe elle a une coloration gris blanc. Elle est adhérente en arrière avec les gros vaisseaux et en particulier avec la veine cave. A droite elle adhère au duodénum et, comme nous l'avons déjà dit elle comprime jusqu'à accolement les parois du cholédoque et du duodénum.

En faisant une coupe à travers la queue du pancréas on aperçoit le conduit de Wirsung qui est libre et fortement élargi (sa circonférence a 2 c.). Il est rempli d'un liquide à consistance sirupeuse et à coloration gris brun. On peut encore poursuivre ce canal jusqu'à la tête du pancréas qui est augmentée de volume par la tumeur. Là il s'élargit en forme de sac. La fin du canal et son union à l'intestin ne purent être découverts et on put par conséquent admettre que la tumeur en cet endroit avait complétement envahi la fin de ce canal. Le canal hépatique était élargi d'environ 3 fois son volume. De même ses rameaux principaux. Les rameaux de second et troisième ordre sont aussi fortement élargis aussi loin qu'on les poursuit. Le foie est plutôt atrophié, il possède des bords tranchants. La vésicule biliaire et l'intestin grêle se trouvent exactement à 226 c. au-dessus de la valvule iléocœcale et la longueur totale de l'intestin grêle est de 670 c. La muqueuse de l'intestin est partout rouge pâle. Les plaques de Peyer sont d'un gris ardoisé dans les environs de la valvule iléo-cæcale. Le contenu de l'intestin dans le gros intestin et dans l'intestin grêle jusqu'au niveau de la fistule est coloré en jaune brun. Le contenu de la partie de l'intestin grêle située au-dessus consiste en une bouillie gris blanche. On peut déjà par le contenu de l'intestin reconnaître les deux portions de l'anse intestinale qui est unie à la vésicule biliaire. Si on introduit une grosse sonde boutonnée à travers la vésicule biliaire préalablement ouverte dans l'intestin, cette sonde tombe toujours dans le bout inférieur et jamais dans le bout supérieur de l'anse. Le bec de la sonde ne rencontre nulle part de résistance. D'autre part il est impossible d'introduire la sonde dans la vésicule biliaire, soit par le bout supérieur, soit par le bout inférieur de l'anse intestinale. Si on verse de l'eau dans la partie inférieure de la vésicule biliaire, si on la soulève, l'eau s'écoule uniquement par la portion descendante de l'anse intestinale. Si on élève en forme d'entonnoir l'anse intestinale qui correspond à la fistule et qu'on la remplisse avec de l'eau il ne s'en écoule pas une goutte dans la vesicule. Et on aperçoit alors l'ouverture de la fistule, entourée de replis rayonnés, et c'est seulement en soulevant ces replis avec une pointe ou un crochet que l'eau s'écoule.

Quelques ganglions lymphatiques rétro-péritonéaux situés aux environs de la tumeur du pancréas forment des noyaux de la grosseur d'un haricot, jusqu'à celle d'une petite noisette. Ils sont constitués en totalité ou en partie d'une substance de couleur gris blanc. Sans cela on ne trouve dans aucun organe de noyaux métastatiques ou d'autre altération pathologique qui mérite d'être notée. Il y a de l'œdème des poumons. La tumeur du pancréas est dure à la coupe et présente une coloration blanche. On remarque dans certaines portions des petits noyaux de forme ronde ou ovale et qui sont plus mous que le reste de la tumeur. Il y a de ces noyaux qui son perforés en forme de tamis. On remarque aussi dans la tumeur des lignes sans ordre régulier, colorées en jaune. Si l'on pratique une coupe à travers les parties plus molles de la tumeur, on observe alors la structure alvéolaire du tissu conjonctif, fibres conjonctives interrompues en certains points par des cellules. La surface interne des alvéoles présente un revêtement uniforme formé par une couche unique de cellules à noyaux. Dans la cavité alvéolaire on observe des cellules épithéliales plus ou moins nombreuses, de grandeur variable, présentant des formes multiples et un ordre irrégulier. Dans d'autres points plus durs de la tumeur, on trouve, indépendamment des vaisseaux sanguins, de petits alvéoles de forme allongée, ovale ou ronde et un tissu conjonctif en quantité plus considérable que dans les alvéoles. En d'autres endroits, la tumeur est presque uniquement formée de tissu conjonctif et aussi interrompu par des canaux remplis de cellules épithéliales de longueur plus ou moins considérable. Ces canaux se rectifient par places ou donnent des terminaisons latérales en bouton, le tout rempli de cellules. Ces deux formes ne tardent pas à se confondre. Dans la queue du pancréas, on trouve du tissu normal. Il s'agit, par conséquent, d'un fibro-carcinome, c'est-à-dire un squirrhe de la tête du pancréas.

OBSERVATION IV. — *Ectasie de la vésicule biliaire par obstruction du canal cholédoque. — Ictère. — Cholécystentérostomie. — Un cas. — Guérison*, par SOCIN (1).

Elisabeth L..., 51 ans, ménagère, originaire du canton d'Argovie.

La mère de la malade mourut d'un carcinome de l'œsophage ; la malade a quatre frères et sœurs et trois enfants qui se portent bien. Elle eut une pneumonie en 1888 et, il y a vingt-deux ans, une maladie fébrile dont l'origine ne fut pas déterminée ; à part cela, elle était toujours bien portante. Il y a onze semaines, elle fut prise subitement de crises douloureuses dans la région ombilicale; accès douloureux qui persistaient parfois durant une heure et demie. Huit jours après survint, pendant la nuit, de l'ictère à la face et aux yeux, qui se propagea rapidement sur tout le corps.

Selles régulières, de couleur gris cendré. Il y a cinq semaines, on observa dans la région supérieure droite de l'abdomen une tumeur qui s'accrut lentement. Diminution progressive de l'appétit ; démangeaisons insupportables de la peau.

Elle entre à l'hôpital de Bâle, dans le service de M. le professeur Socin,

---

(1) SOCIN. Ectasie der Gallenblase wegen Verschluss des ductus Choledochus, Icterus einzeitige. Cholecystenterostomie 1 Fall. W. geheilt. (*Jaresbericht uber die Chirurgische Abtheilung des spitals zu Basel während des Jahres*, 1887 ; Basel, 1888, p. 60.

le 5 novembre 1887, et présente à ce moment l'état suivant : État cachectique, grande maigreur ; la peau et les muqueuses ont une coloration variant du jaune verdâtre à la couleur du bronze. L'urine contient beaucoup de pigments biliaires, les selles sont d'un gris blanc. L'abdomen est flasque. Le bord inférieur du foie déborde de quatre travers de doigt la courbure des fausses côtes droites. Dans la partie droite de l'abdomen, on constate une tumeur fortement distendue du volume d'un œuf d'oie, et dont le pédicule se perd sous le milieu du bord droit du foie. Cette tumeur est un peu mobile latéralement, mais complètement immobile dans la direction verticale.

Le 19 novembre 1887, on fait la cholécystentérostomie, d'après Kappeler :
1º incision de quatorze centimètres de long sur le bord externe du muscle droit de l'abdomen, en incisant couche par couche les tissus de la paroi abdominale. A la partie inférieure de la plaie, on aperçoit de suite la vésicule biliaire.

2º On ouvre la vésicule biliaire à la partie antérieure de sa face inférieure par une incision de un centimètre et demi de long, après avoir préalablement fixé la vésicule biliaire à chaque extrémité de l'incision au moyen de deux fils de soie qui traversent ses parois. On recueille 390 centimètres cubes de bile visqueuse, d'une coloration noirâtre. On ne trouve pas de calculs dans la vésicule. On ferme l'ouverture de la vésicule biliaire provisoirement au moyen d'une pince-artère.

3º On va à la recherche, dans la cavité abdominale, de l'obstacle qui obstrue le canal cholédoque. On ne trouve d'adhérences ni à la face antérieure, ni à la face latérale droite de la vésicule biliaire. Sa partie gauche est unie au grand épiploon par une large adhérence. On sectionne cette adhérence entre deux ligatures. On prolonge à sa partie supérieure l'incision abdominale jusqu'au voisinage de la courbure des côtes ; on peut alors facilement explorer la face inférieure de la vésicule biliaire et on arrive jusqu'au hile du foie. On ne trouve rien d'anormal dans cette région, mais en continuant l'exploration de la région située à la partie inférieure du foie et en se reportant vers la partie médiane du corps, on arrive à sentir avec le doigt une tumeur présentant de grosses bosselures, et qui par sa forme irrégulière fait penser d'abord que l'on a affaire à un calcul siégeant dans le canal cholédoque ; mais par un examen plus attentif on constate une immobilité complète de la tumeur, et, comme l'on constate aussi qu'elle adhère à la colonne vertébrale, on est amené à supposer une tumeur du pancréas. On ne cherche plus, par conséquent, à enlever l'obstacle, et on se décide à pratiquer une fistule de la vésicule biliaire dans l'intestin grêle.

4º On attire hors de la cavité abdominale l'anse d'intestin grêle qui est la plus rapprochée de la vésicule biliaire, on la vide en la pressant de haut en bas, puis un aide la comprime avec les doigts un peu au delà des limites extrêmes de l'incision que l'on se propose de faire. On pratique alors sur le bord libre de cette anse intestinale une incision de douze millimètres de long. On rapproche cette plaie intestinale de celle de la vésicule biliaire qui est fermée par la pince courbe et on réunit provisoirement les bords des deux plaies par sept sutures internes de Woelfler. On enlève alors la pince courbe et on avive les bords de la plaie de la vésicule biliaire en commençant par la partie postérieure de la plaie. On suture la partie postérieure des deux plaies au moyen d'une suture continue au catgut. Comme la plaie de la vésicule biliaire était un peu trop grande, il a fallu la rétrécir à son angle supérieur d'environ cinq millimètres au moyen de sutures au catgut et de sutures de Lembert. On ferma ensuite la partie antérieure de la fistule au moyen d'une suture continue au catgut et de huit sutures à points séparés de Lembert.

Après désinfection de la cavité abdominale, on ferma la plaie de la paroi de l'abdomen par des sutures en étages.

Pansement au sublimé.

Évolution sans réaction fébrile ; la température la plus élevée fut de 38°,1 au troisième jour de l'opération.

L'urine qui fut émise naturellement dans la soirée du second jour ne contenait plus de bile. Au septième jour, selle normale, abondante : les premières matières fécales rendues sont gris cendré ; les suivantes sont colorées en brun.

L'ictère diminue lentement, les démangeaisons de la peau disparaissent ; le pouls qui, antérieurement à l'opération, était ralenti, redevient normal.

La plaie de l'abdomen se cicatrise.

La malade quitte le service le 30 décembre dans un très bon état général : l'appétit et les selles sont normaux. Le poids du corps a augmenté de cinq kilogr.

La malade se présente de nouveau au bout de quatre semaines : l'ictère a complètement disparu, à part une légère coloration des conjonctives. L'état général est excellent.

OBSERVATION V. — *Établissement d'une fistule entre la vésicule du fiel et l'intestin grêle*, par BARDENHEUER (1).

Dans ces opérations sur la vésicule, Bardenheuer opère en dehors du péritoine. Un malade du professeur Leichtenstern présente depuis des mois

(1) Cette observation a été présentée par l'auteur à la 60° réunion des médecins naturalistes, mais n'a pas été publiée. L'intervention s'est terminée par la mort. L'auteur aurait tout récemment pratiqué une deuxième fois l'opération et le

tous les symptômes d'une obstruction totale du canal cholédoque. Le diagnostic ne peut être précisé. Incision antérieure en forme de porte à deux battants. Décollement du péritoine sur la face postérieure de la paroi abdominale ; de cette façon on pratique l'inspection diapéritonéale du foie. On sent quelques noyaux dans la fossette de la vésicule biliaire. La vésicule est distendue, on ne peut trouver la cause de la rétention. Les manœuvres de palpation déchirent le péritoine. Bardenheuer agrandit l'ouverture, prépare une anse de l'intestin grêle et réunit toute l'épaisseur de la vésicule biliaire et du duodénum à l'aide de fils de caoutchouc passés dans une aiguille. La pression des anses élastiques sectionne peu à peu les deux parois et crée une fistule vésico-intestinale.

OBSERVATION VI. — *Un cas de cholécystentérostomie*, par A. W. MAYO ROBSON. Résumé (1).

La malade, mariée, a été laparotomisée en avril 1887 pour une affection pelvienne qui l'avait réduite au rôle d'invalide depuis plusieurs années. Après l'opération qui consista à lui enlever une pyo-salpingite du côté droit, elle put reprendre son travail et retrouva toute sa santé.

Le 9 janvier 1888 elle rentra à l'Infirmerie, atteinte de péritonite aiguë et présentant une tumeur dans la région de la vésicule biliaire. Le 14. Le ventre fut ouvert dans la partie supérieure de la ligne semi-lunaire droite et 8 onces de pus fétide furent retirées de la vésicule. L'exploration des conduits faite avec le doigt et la sonde ne permit de découvrir aucun calcul. La vésicule fut suturée à la plaie abdominale et drainée. La malade guérit parfaitement, mais conserva une fistule biliaire.

Quoique sa santé fût bonne depuis 15 mois que sa fistule avait été créée, donnant issue à la bile dans sa totalité, son état n'en était pas moins misérable. En effet aucun appareil ne pouvait d'une façon satisfaisante recueillir le liquide qui s'écoulait en abondance pendant qu'elle marchait, de sorte que ses vêtements et son linge étaient bientôt souillés.

Le 2 mars 1880, la cholécystentérostomie fut faite. Le ventre fut ouvert

malade serait actuellement en bonne voie de guérison. (Lettre de l'auteur à M. Terrier.)

Les détails que nous donnons de l'opération sont extraits d'un compte rendu du 60ᵉ Congrès des curieux de la nature (section de chirurgie). Voir *Berl. Klin. Woch.*, 22 octobre 1888, p. 877.

(1) MAYO ROBSON. Note lue le 26 novembre 1889, à la Royal medical and chirurgical Society et reproduite dans le *Brit. med. Journ.*, 30 novembre 1889, p. 1218.

sur l'ancienne cicatrice au niveau de la ligne semi-lunaire droite. Les viscères furent trouvés tellement fusionnés ensemble dans le voisinage de l'ouverture qu'il parut impossible de fixer la vésicule au duodénum. Par contre, le coude hépatique du côlon était parfaitement à portée; la vésicule y fut fixée par une double rangée de sutures au catgut préparé dans l'acide chromique. Une communication entre les deux viscères fut établie puis l'ouverture supérieure de la vésicule (l'ancienne fistule) fut suturée.

Par mesure de précaution un tube à drainage en verre fut placé dans la région du rein droit et ramené à travers l'extrémité inférieure de la plaie.

La face antérieure de la vésicule laissa certainement s'écouler des liquides car le drain donna issue à de la bile pendant quelques jours après l'opération, puis à des matières fécales.

La plaie se couvrit de bourgeons charnus et quelques semaines plus tard elle était complètement guérie. Les selles se colorèrent de bile de plus en plus et finirent par devenir normales.

OBSERVATION VII. — *Un cas d'obstruction du canal cholédoque avec dilatation de la vésicule biliaire. — Laparotomie. — Ponction de la vésicule. — Cholécystentérostomie. — Guérison*, par F. TERRIER (1).

Mme Marc..., née Hortense G., âgée de cinquante-quatre ans, sans profession, demeurant à Passy-Paris, entre dans mon service de l'hôpital Bichat le 26 juin 1889 (salle Chassaignac, n° 13).

Cette dame dont les parents sont morts assez âgés (71 et 76 ans) a toujours été bien portante et ne mentionne comme antécédents pathologiques qu'une fluxion de poitrine vers quatorze ou quinze ans.

Elle a eu une sœur et quatre frères, qui sont tous morts d'affections très diverses.

Réglée à douze ans et demi, pendant les premières années, la menstruation fut irrégulière et accompagnée de troubles nerveux.

Mariée à vingt ans et demi, elle eut six enfants, le premier à vingt et un ans, le dernier à quarante ans. Trois fausses couches de quatre à cinq mois après cette série de grossesses. Il y a quatre ans, retard de quinze jours dans l'apparition des règles, qui disparurent définitivement à cinquante-deux ans.

Cinq de ses enfants sont vivants, un fils est mort à vingt et un ans de fièvre typhoïde.

Il y a deux ans, Mme M... fut obligée de s'aliter pendant environ deux mois,

(1) F. TERRIER. *Revue de chirurgie*, décembre 1889. T. IX, p. 973.

par suite d'une sorte de courbature générale, s'accompagnant de douleurs articulaires et de troubles digestifs. Elle ressentit à cette époque quelques douleurs dans le côté droit, mais elles ne tardèrent pas à se calmer.

Le traitement qu'on lui fit suivre fut très anodin et consista surtout en légers purgatifs.

La santé était redevenue bonne, lorsqu'en janvier 1889, la malade fut reprise de troubles digestifs avec ballonnement du ventre après le repas. Il existait en outre une sensation de gêne, de lourdeur, dans l'hypochondre droit, sensation qui était constante, mais ne donnait pas lieu à de véritables douleurs.

Depuis lors, Mme M... ressentait de fréquents malaises. Les digestions étaient difficiles, pénibles ; les forces diminuaient et la malade se fatiguait très facilement ; il survint de l'inappétence, des douleurs d'estomac, au moment des repas. Ces phénomènes continuèrent pendant plusieurs mois, sans rien présenter de spécial, quand, le 10 mai dernier, la malade eut une véritable crise de colique hépatique qui dura deux jours : douleurs violentes dans tout le côté droit de la poitrine, sensation d'étouffement, nausées, vomissements bilieux, enfin apparition brusque d'un ictère généralisé.

Les jours suivants, Mme M... constata que ses garde-robes devenaient grisâtres, puis complètement blanches. Dès lors apparut un prurigo insupportable, qui depuis cette époque n'a jamais disparu et a même été en augmentant. Peu à peu, les forces disparurent, et l'appétit devint presque nul.

A son entrée à l'hôpital, la malade présente une teinte d'un jaune foncé, un peu terreux ; les conjonctives sont franchement ictériques, presque verdâtres, et les téguments offrent partout de nombreuses excoriations, dues à un prurit incessant et insupportable.

L'amaigrissement est considérable, et la faiblesse est telle que Mme M.. se lève à peine quelques instants dans un fauteuil. L'appétit est absolument nul. De plus, la malade se plaint d'une salivation abondante.

Les selles sont tout à fait décolorées, blanches, à peine odorantes ; les urines sont noir vert, teintées au maximum par la bile.

En résumé, Mme M... ne souffre que d'une faiblesse extrême, de démangeaisons incessantes et d'une excessive salivation.

Le palper abdominal et la percussion permettent de constater une augmentation notable du volume du foie. A sa face inférieure et en continuité avec l'organe, existe une tumeur hémisphérique, peut-être un peu ovoïde et située à droite de l'ombilic.

La matité hépatique s'étend d'une ligne passant immédiatement sous la mamelle, jusqu'à 14 centimètres au-dessous, c'est-à-dire plus bas que l'hypochondre droit. Le foie paraît avoir sa consistance normale, il est lisse, sans bosselures appréciables au palper. De sa face inférieure, se détache à droite de l'ombilic, une tumeur arrondie, convexe inférieurement, large de 10 à 11 centimètres et haute de 5 à 6 centimètres environ. En bas, elle descend au-dessous du niveau de la cicatrice ombilicale, à droite de laquelle elle se trouve à 3 centimètres environ en dehors d'elle. Cette tumeur est lisse, régulière, rénitente, indolente à la palpation.

· Le palper ne permet pas de reconnaître la rate mais, par la percussion, on constate sur la ligne axillaire une zone de matité haute de 0. m. 065.

Il n'y a pas d'ascite, l'abdomen est légèrement ballonné par des gaz.

L'examen du cœur et des poumons a donné des résultats négatifs.

L'analyse des urines a été faite avec grand soin au point de vue de la quantité d'urée excrétée avant et après l'intervention chirurgicale, toujours est-il, c'est qu'avant l'opération, l'urée excrétée en vingt-quatre heures a varié de 14 à 18 grammes. Il n'y a jamais eu d'albuminurie, ni de glycosurie.

Dès son arrivée à l'hôpital, la malade fut mise à la diète lactée, à l'eau de Vichy naturelle ; de plus on lui prescrivit du naphthol β à la dose de 2 grammes par jour.

10 juillet. Mme M... dont l'état cachectique ne fait que s'aggraver et qui peut à peine avaler quelques tasses de lait dans la journée, est prise d'un grand accès de fièvre avec frisson et claquement de dents, puis chaleur et sueurs abondantes.

La température atteignit 40°,1.

Le lendemain, 11 juillet, la température est redevenue presque normale (37°,4 le matin, 37°,6 le soir), mais très fatiguée par cet accident, la malade a le faciès altéré et terreux.

En présence de ces troubles menaçants, dus très certainement à une oblitération du canal cholédoque, avec dilatation anormale de la vésicule biliaire, on se décida à intervenir, c'est-à-dire à pratiquer une laparotomie exploratrice, et à pousser plus loin l'intervention s'il y avait lieu.

OPÉRATION le 13 juillet 1889. Anesthésie chloroformique très facile.

Incision sur la partie sus-ombilicale de la ligne médiane. La section des téguments faite, on incise la ligne blanche, assez large en ce point et on ouvre le péritoine d'abord au bistouri, puis avec des ciseaux mousses.

L'abdomen ouvert, on aperçoit sous la face inférieure du foie, la vésicule biliaire très distendue par du liquide. Au niveau de son fond et avec le trocart moyen de l'appareil aspirateur de Potain, on pratique une ponction, ce qui permet d'évacuer par aspiration 400 grammes d'un liquide épais, verdâtre, qui ne coule qu'avec une grande lenteur. On diminue ainsi la tension de la vésicule, qui d'ailleurs n'est pas entièrement vidée ; l'ouverture de la ponction, le trocart retiré, est obturée mécaniquement avec une pince à pression.

Avec le doigt, j'explore le canal cystique, puis, sur le trajet probable du canal cholédoque, dans l'épaisseur du pancréas, je pus apercevoir l'existence d'une tuméfaction allongée, ovoïde, des dimensions d'un noyau de datte, probablement un calcul obturant le conduit cholédoque ?

Je ne vois qu'une seule chose à tenter, c'est la formation d'une fistule permanente entre la vésicule biliaire et le duodénum (*cholecystentérostomie*).

La face inférieure de la vésicule biliaire répondant presque directement à la face antéro-supérieure de la première portion du duodénum, c'est en ce point que je résolus de faire cette fistule. Ce point était à environ 3 centimètres du pylore, orifice facile à reconnaître par sa consistance et le sillon qu'il présente.

Tout d'abord, un premier fil de fin catgut fut placé comme un cordon de bourse, entre les parties correspondantes de la vésicule et du duodénum. La figure 1, donne une idée fort nette de la disposition de ce point, dans les parties ponctuées, le fil pénètre sous la séreuse, dans la musculeuse sans intéresser la muqueuse, soit intestinale, soit de la vésicule.

Les deux chefs de cette suture en bourse sont maintenus momentanément par une pince à pression.

Au-dessus de ce point, 8 points de suture sont successivement placés sur deux lignes antéro-postérieures, 4 points d'un côté et 4 points de l'autre côté.

La figure 2, indique la façon dont les points ont été placés.

Après avoir pénétré dans l'épaisseur de la paroi intestinale sans la traverser totalement, le fil ressort à une petite distance (1 centimètre environ), puis pénètre de nouveau dans la paroi de l'intestin, toujours sans la traverser, pour en ressortir après un trajet de 8 à 10 millimètres. Le même fil traverse encore deux fois, mais non complètement, les tuniques de la vésicule biliaire, comme il l'a fait pour les parois intestinales. Si l'on vient à serrer ces fils on conçoit facilement qu'ils adossent extérieurement suivant deux lignes longitudinales, les parois de la vésicule biliaire et du duodénum.

Un dernier point en bourse, analogue comme trajet au dernier point, est placé au-dessus des deux rangées latérales.

Notons que les extrémités de ces dix fils sont toutes saisies méthodiquement par des pinces à pression de façon à ne pas les perdre et à les bien reconnaître.

Le premier point en bourse est d'abord serré et les chefs du fil coupés au ras du nœud. Puis on serre les points latéraux, abritant les parties voisines avec une éponge maintenue par une pince à pression, et écartant avec une pince à disséquer entr'ouverte les deux rangs de sutures antéro-postérieures, fort rapprochées. Quand elles furent serrées, j'ouvris avec un bistouri fin et étroit la vésicule biliaire d'abord ; puis après avoir essuyé avec de petites éponges la bile épaisse qui s'était écoulée de l'incision, je ponctionnai avec le même bistouri le duodénum, dans une petite étendue, correspondant à l'ouverture de la vésicule.

Enfin, pour assurer cette communication cholécysto-intestinale je fis pénétrer d'abord dans la vésicule puis dans l'intestin, un bout de drain long de 4 à 5 centimètres et de 4 à 5 millimètres de diamètre. Ce drain remplissait en quelque sorte la double ouverture que je venais de faire. Seulement, alors, après avoir bien épongé, je serrai le point antérieur disposé en bourse.

Pendant toutes ces manœuvres, grâce aux éponges montées sur des pinces à pression et aux compresses antiseptiques, toutes les parties voisines ont été parfaitement abritées et il n'a pas coulé dans le ventre une goutte de bile ou de matières intestinales voire même de sang.

L'ouverture faite à la vésicule, par le coup de trocart et maintenue fermée pendant l'opération, fut définitivement obturée à l'aide de 2 fils de catgut passés avec l'aiguille de Reverdin dans l'epaisseur de la paroi de la vésicule, et noués en entre-croisant en X leurs anses. Pour plus de sécurité, le fond de la vésicule fut fixé à l'angle inférieur de la plaie abdominale. Celle-ci fut réunie par 6 sutures profondes au fil d'argent et 12 sutures superficielles au crin de Florence.

Pansement avec la poudre de salol, gaze au salol, le tout maintenu par une bande de flanelle. L'opération a duré environ une heure.

Le soir 37°,4, très bon état, pas de vomissements.

Le 14. La malade dit se trouver très bien, elle a bien reposé et n'a pas vomi ; elle est surtout heureuse de n'être plus tourmentée par la salivation et par les démangeaisons qui l'empêchaient de dormir.

Température du matin 38°,4. Soir 38°,6.

Les gaz sont rendus par l'anus. Glace, champagne, eau de Vichy.

Le 15. La nuit, garde-robe colorée en vert grisâtre. La teinte ictérique des téguments a notablement diminuée ; les urines restent très chargées de bile.

Température du matin 38°,2. Soir 38°,6. Même régime.

Le 16. Légère douleur au niveau de la suture, surtout lors des mouvements du tronc.

Température 37°,8, 37°,4. Eau de Vichy et un peu de lait.

Le 17. Très bon état. Température 37°,2, 37°. Alimentation lactée.

Le 18. Le soir 38°. Lait. Eau de Vichy, ut supra.

Les 19 et 20. La température s'élève un peu et varie de 37°,2 à 38°,2.

Le 21. Dans la nuit, garde-robe abondante, de couleur foncée, dans laquelle on retrouve le drain dont la soudure a été détruite. Il se présente sous l'aspect d'une lame noirâtre, molle et friable, percée de trous.

La température descend à 37°,6 et 37°.

Le 22. Pansement. La réunion de la plaie est parfaite et on enlève les 6 fils d'argent profonds. 37°, 37°,2.

Le 23. Dans le but d'obtenir une évacuation intestinale, on administre

25 centigrammes de calomel. Les urines sont encore assez colorées par la bile, mais les téguments deviennent de plus en plus clairs. 37°, 37°,4,

Le 24. Le pansement s'étant un peu déplacé, on le refait et on enlève toutes les sutures superficielles au crin de Florence.

Le calomel a donné lieu à quelques coliques et a légèrement purgé la malade. Un vomissement. T. 37°,4, 37°,6.

Le 25. Suppression du calomel. T. 37°, 37°,2. Inappétence, quelques nausées. La malade se sent toute mourante.

Le 26. Réapparition de la salivation et la teinte ictérique des téguments paraît avoir augmenté. T. 36°,8, soir 38°. Toujours du malaise et de l'inappétence, on a beaucoup de peine à faire prendre quelques tasse de lait à la malade.

Le 27. Vomissements aqueux, frisons légers suivis de chaleur et d'un peu de transpiration. État général médiocre. T. 37°,2 le matin, 39°,4 le soir.

On prescrit 50 centigrammes de sulfate de quinine.

Le 28. Vomissements fréquents et glaireux ; constipation ; le ventre n'est pas tendu ni douloureux sauf au niveau de la suture pariétale. A cet endroit, les tissus sous-jacents paraissent indurés et douloureux à la pression. Quoique médiocre, l'état général n'est nullement inquiétant. On reprend le calomel, à la dose de 20 centigrammes en deux fois : le matin et le soir.

T. matin 38°,4. soir 39°,4.

Le 29. Légère amélioration, la malade a été purgée. T. 38°,2, 38°,4.

Le 30. Nouvelle dose de calomel en deux prises de 10 centigrammes. État stationnaire. T. 38°,2, 39°.

Le 31. Selles colorées assez abondantes. Amélioration de l'état général. T. 37°,8, 39°,4.

A partir du 1er août, la température s'est constamment abaissée et a atteint le type normal le 2 août, oscillant alors entre 37° et 36°,8.

L'état de la malade s'est amélioré sensiblement, les selles sont fortement colorées et normales ; la teinte ictérique des téguments s'atténue de jour en jour, seule la conjonctive scléroticale reste assez fortement teintée. Il n'y a plus de salivation, ni de prurit. L'appétit est meilleur, la malade peut manger un peu de viande sans dégoût. La plaie est tout à fait fermée et la cicatrice mesure 13 centimètres de longueur sans éventration.

Le 10 août, Mme Marc... quitte le service et rentre chez elle à Passy.

25 août. Je revois la malade, elle allait de mieux en mieux et mangeait avec appétit, toutefois elle était encore très faible et la sclérotique offrait toujours une teinte ictérique légère.

Vers le 15 septembre, après un grand bain, Mme M... fut prise de frisson suivi de chaleur et de sueurs abondantes ; ce frisson fut le prélude d'un rhume assez intense.

Les 25, 27 et 29 septembre, réapparition d'accidents fébriles (frisson, chaleur et sueurs) qui cédèrent à l'administration du sulfate de quinine, mais fatiguèrent la malade.

Les 3 et 9 octobre, je vois Mme M... Ses forces reviennent lentement, dit-elle, son appétit est moindre qu'à sa sortie de l'hôpital, toutefois elle a sensiblement engraissé ; le sommeil est bon ; les garde-robes naturelles et faciles ; les urines sont parfaitement claires. Les téguments sont revenus à leur coloration normale, seules les sclérotiques sont encore très légèrement teintées en jaune. La malade ne souffre aucunement du ventre et du côté droit ; elle est fort enchantée de son état actuel.

Le 30 octobre, pendant deux jours, Mme M... souffrit du côté de sa vésicule biliaire et eut un peu de fièvre. Les selles furent décolorées et les urines prennent une teinte acajou ; il n'y eut pas d'ictère, au dire du médecin traitant. Ces accidents ne tardèrent pas à disparaître.

Le 19 novembre, je revois la malade, elle dort bien, se plaint d'être toujours fatiguée et d'avoir peu d'appétit ; elle aurait un peu maigri et ses sclérotiques sont encore colorées en jaune clair. Les urines et les selles sont redevenues normales.

Le 15 janvier 1890, la malade fut revue. Elle était souffrante depuis la fin de décembre, atteinte sans doute d'influenza. Elle n'avait pas d'ictère, à la palpation on ne sentait aucune tumeur. Néanmoins son aspect général était moins bon qu'au mois de novembre.

IMPRIMERIE LEMALE ET Cie, HAVRE

www.ingramcontent.com/pod-product-compliance
Ingram Content Group UK Ltd.
Pitfield, Milton Keynes, MK11 3LW, UK
UKHW020843120726
13693UKWH00002B/795